基于工作过程的眼视光教材

角膜接触镜验配技术

（第2版）

主编　周路坦　耿若君

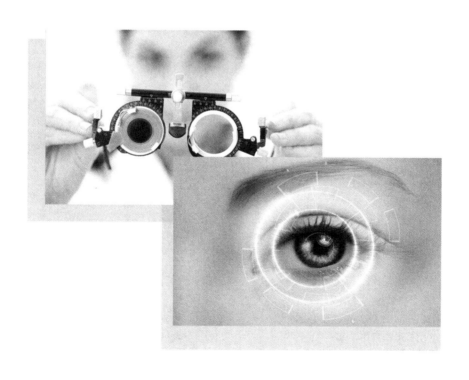

郑州大学出版社

图书在版编目(CIP)数据

角膜接触镜验配技术／周路坦，耿若君主编.
2 版. -- 郑州：郑州大学出版社，2024.8. --（基于
工作过程的眼视光教材）. -- ISBN 978-7-5773-
0490-8

Ⅰ. R778.3
中国国家版本馆 CIP 数据核字第 2024ET3604 号

角膜接触镜验配技术
JIAOMO JIECHU JING YANPEI JISHU

策划编辑	李龙传		封面设计	曾耀东
责任编辑	张彦勤		版式设计	苏永生
责任校对	薛 晗		责任监制	李瑞卿

出版发行	郑州大学出版社		地　　址	郑州市大学路 40 号(450052)
出 版 人	孙保营		网　　址	http://www.zzup.cn
经　　销	全国新华书店		发行电话	0371-66966070
印　　刷	辉县市伟业印务有限公司		印　　张	9.25
开　　本	787 mm×1 092 mm 1／16		字　　数	207 千字
版　　次	2015 年 6 月第 1 版		印　　次	2024 年 8 月第 2 次印刷
	2024 年 8 月第 2 版			

书　　号	ISBN 978-7-5773-0490-8		定　　价	39.00 元

本书如有印装质量问题,请与本社联系调换。

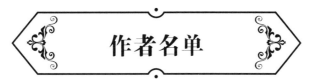

作者名单

主　编　周路坦　耿若君

副主编　靳　蓓　王　敏

编　委　(以姓氏笔画为序)
　　　　王　敏　王萌瑶　吕天斌
　　　　陈　梅　周路坦　耿若君
　　　　靳　蓓

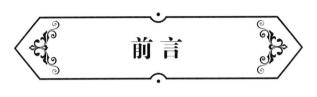

前言

（第2版）

《角膜接触镜验配技术》于2015年6月出版，受到欢迎，现对其进行修订。在本次修订过程中，编写团队充分听取了广大师生和读者的反馈意见和建议，对本书的部分章节进行了适当的调整和补充，去掉了导言部分，将原来的项目一角膜接触镜的选配增补内容后，分为项目一接触镜相关基础知识、项目二角膜接触镜的配戴及相关检查，由原来的六个项目优化为七个项目。

本教材从高职高专眼视光专业的培养目标出发，结合眼视光的专业特点及培养对象的特点，针对高等职业教育"学工结合"的教育特色，贯彻教、学、做一体化的教学模式，基于"工作过程"为设计主线进行编写，编写中突出"三基"，即基础理论、基本知识、基本技能；体现"五性"，即思想性、科学性、先进性、启发性、适用性；实现"老师好教、学生好学、实践好用"的编写理念。

本教材编写以角膜接触镜验配的工作流程为主线，优化教学内容整合，注重保持技术和知识的连贯性，体现职业的工作过程，分别围绕角膜接触镜的基本理论知识，软性角膜接触镜的验配流程、硬性角膜接触镜验配流程、角膜塑形镜验配流程、角膜接触镜的特殊应用、与角膜接触镜配戴相关的并发症及处理等验配模块进行阐述。帮助读者理清角膜接触镜验配技术的几大核心技能及工作流程。本教材适用于眼视光技术专业的高等职业教育及中等职业教育，也可作为眼视光技术专业培训用书，还可供眼视光技术专业工作者、眼保健工作者参考阅读。

本教材在编写过程中，得到了河南省眼视光中心、郑州大学第一附属医院眼视光中心，河南医学高等专科学校、郑州卫生健康职业学院、南阳医学高等专科学校的大力支持，在此致以诚挚的感谢。

由于水平有限和时间仓促，书中难免会有不足之处，恳请专家、同道和师生批评指正，以便再版时修改、完善。

编　者
2024年3月

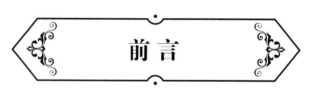

前　言

（第 1 版）

角膜接触镜与眼镜、屈光手术是当今临床屈光矫正的三种成熟方法，角膜接触镜的基础理论和临床应用已经成为从事眼科和视光学工作者的必修内容。

针对高职高专眼视光技术专业培养从事验光配镜工作的高等技术应用型人才的目标，为了使学生熟练掌握各种类型角膜接触镜的适应证与非适应证，熟练掌握各种角膜接触镜的验配流程，以及角膜接触镜的特殊应用，能够正确进行各种角膜接触镜并发症的预防及处理，结合教学和工作实际，我们开发了此套以工作步骤为导向，基于工作过程的高职高专眼视光技术专业《角膜接触镜验配技术》教材。

本教材按照"验配前角膜接触镜的推介与沟通——验配前检查——配适评价——戴镜方法指导——配后服务"等角膜接触镜验配的工作流程为主线，安排教学任务，旨在结合高职高专教学的特点，通过工作过程为导向的教学过程，贯彻"教—学—做"一体化的教学模式，以提高学生职业素质和能力。

本教材编写分工如下：导言由杨林编写，项目一由周路坦编写，项目二由李媛媛、金湘东编写，项目三由杨林、韩忠敏、王敏编写，项目四由刘意、李媛媛编写，项目五由吕天斌、周路坦编写，项目六由李秀红、周路坦编写，文中插图由李媛媛负责。

在编写本教材过程中，得到了河南省眼视光中心和郑州大学第一附属医院眼视光中心同仁的大力协助，也参考了《临床接触镜学》、《角膜接触镜学》等专业书籍，在此一并表示感谢。由于时间仓促，限于编者的知识和经验，难免会有不足或疏漏之处，敬请读者不吝指正。

编者
2015 年 2 月

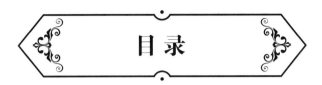

目 录

项目一

角膜接触镜相关基础知识

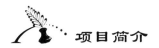 项目简介

接触镜、眼镜、屈光手术并列为当今临床屈光矫正的三大成熟方法。目前临床使用较多的接触镜类型主要包括软性水凝胶接触镜、硅水凝胶接触镜和硬性透气性接触镜。接触镜具有增视、美观、方便等优点，但由于接触镜配戴后与角膜、结膜、泪膜等眼表组织直接接触，在使用中仍会存在发生一些眼部并发症的风险。因此我们不但要掌握接触镜的光学知识，接触镜的材料、设计、加工工艺，而且还要熟知接触镜相关眼部组织的解剖和生理，以便及时发现配戴接触镜所引起的眼部形态和生理功能的异常变化，以确保安全佩戴。

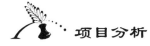 项目分析

接触镜配戴后与眼睛直接接触，会引起眼部组织的结构、生理的改变。从眼球光学方面来说，由于接触镜改变了框架眼镜与角膜的距离，同时产生了镜片和角膜之间的泪液镜，形成了特定的光学系统。

本项目主要阐述接触镜发展的历史，与接触镜相关的眼表解剖与生理，接触镜与氧通透性，接触镜光学，以及接触镜的材料、设计和基本加工工艺。

任务一 角膜接触镜的发展简史

【学习目标】

①熟悉接触镜材料和设计的发展。②熟悉接触镜的发展简史。③了解中国接触镜的发展历史。

一、角膜接触镜的诞生

16—19 世纪的许多文献记录了接触镜理念的雏形。文艺复兴时期的达·芬奇把自己的脸浸泡在一个装满了水的半球形玻璃缸里透过水面向下望时,发现由于光的折射作用,原来看不清楚的东西变得清晰了。他介绍了将眼睛浸泡到盛水容器中时,可以中和角膜屈光力的机理(图 1-1)。因此,达·芬奇被认为是第一个描述接触镜的人。

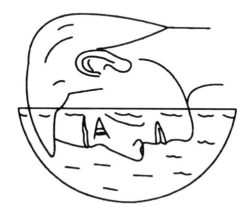

图 1-1　达·芬奇描述的"接触镜"

1888 年,达·芬奇的发现被瑞士的眼科医师奥根菲克付诸实现,他根据眼睛的形状,磨制出了直径为 14 mm 的玻璃镜片,把它放置在患者的眼球上,用来矫正散光和提高视力。由于镜片直接与眼球接触,所以他给这个小玻璃镜片起名叫接触镜,这个名称一直沿用至今。

之后的时间里,科学家们不断对接触镜进行改进,但由于材料的局限性,接触镜发展很慢。20 世纪 50 年代,随着高分子化学的发展,接触镜在材质方面取得了突破性的进展,科学家将聚甲基丙烯酸甲酯(PMMA)材料用于接触镜,第一代硬性接触镜诞生了。

在 PMMA 材料的使用过程中,一些因缺氧引起的并发症逐渐显现出来。20 世纪 60 年代末至 70 年代初,科学家们经过 10 多年的努力,将水凝胶材料(HEMA)引入接触镜,使接触镜更加柔软,配戴更加舒适。水凝胶材料通光性好,结构稳定,用其加工的接触镜度数稳定并有一定的透氧性,但是长期使用还是会因为缺氧引起角膜损害。人们通过不断调节材料含水量来增强镜片的透氧,但仍不能达到满意的效果。

在不断的探索中,材料学家们发现在聚甲基丙烯酸甲酯材料中加入硅元素后材料的透氧性就会大幅度提高,完全可以满足配戴者的需要。20 世纪 70 年代中期透气性硬性角膜接触镜(rigid gas permeable contact lenses,RGPCL)诞生,但 RGPCL 因其护理烦琐、配戴不舒适和费用高额等因素很难被大多数患者接受和(或)坚持持续使用。

科学家将硅引入水凝胶材料中,发现其透氧性也提高很多。在 20 世纪 90 年代末期,硅水凝胶镜片诞生。但硅的加入也带来了一些不利的因素,镜片会变得比水凝胶镜片要硬,配戴的舒适度要差;硅添加得越多,镜片越疏水,湿润性就越差,镜片脂质沉淀增多,使护理难度增加。为了克服这些缺点,科学家们又改进了材料的比例,选择最适合的硅的比例,使镜片既有足够的透氧性又有足够的柔软度;不需要做镜片表面处理,镜片材料也有足够的亲水性;选择频繁更换或抛弃的配戴方法可以减少镜片沉淀的影响等。这样就有了目前最新的硅水凝胶镜片。至今,接触镜片的材料逐渐向着合理透氧、舒适、没有并发症的方向发展。

临床医师在使用镜片的过程中发现,镜片使用的时间越长,镜片上变性蛋白质的沉淀越多,角膜缺氧及并发症发生率就越高。20世纪80年代末更换型镜片出现。随着材料的进步、加工工艺的改进和加工成本的下降,20世纪90年代中期,科学家们推出了抛弃型(1-Day抛弃)镜片。同期又推出了接触镜全功能护理液使镜片得到全面护理。目前抛弃型镜片在一些国家已经普遍应用。

二、我国接触镜的发展历程

接触镜在我国的研制和应用相对较晚。上海吴良材眼镜店在1946年率先引进国外生产的接触镜,但直到1962年,上海医学院与上海眼镜二厂才联合研制生产出中国最早的角膜接触镜,当时用的材料是PMMA。到了20世纪70年代,上海医学院与上海眼镜二厂再次联合研制出中国第一副软性角膜接触镜。到了20世纪80年代,中国的接触镜行业开始进入快速发展阶段,除本国自主生产、销售之外,美国海昌(Hydron)、博士伦(Bausch & Lomb)成为率先进入中国市场的国外企业,它们分别以合资的形式在上海、北京、武汉、西安等地开设公司,进行生产和销售。到了20世纪90年代,另外两家国际著名接触镜龙头企业美国强生(Johnson & Johnson)和视康公司(Ciba Vision)也会师中国,我国接触镜的配戴人数大为增加。同时,配戴者对接触镜品牌的选择也越来越多,对接触镜的质量、配戴方式、保养程序也更加关注。

中国的硬性透气性角膜接触镜出现的时间较晚,20世纪90年代后期,全球主要的硬性透氧性(rigid gas permeable,RGP)材料供应商、美国博士伦旗下的PTC公司开始在中国推广RGP镜片。此后,随着专业培训的开展,国内RGP镜片配戴者人数开始缓慢、逐渐地增加。近年来,RGP镜片主要用于青少年近视矫正和圆锥角膜的控制。RGP镜片具有成型性好、不易变形、光学矫正质量高等优势,适应证相当广泛。随着青少年近视率的增加,RGP隐形眼镜需求增多,市场规模呈增长态势。目前,国外企业占据RGP隐形眼镜行业主导地位。早期,由于技术壁垒,国内RGP隐形眼镜企业数量较少。近年来国内企业凭借成本较低、出货速度更快、可实现当地验配、售后服务更及时等优点,逐步扩大市场份额,企业代表包括欧普康视、爱博诺德等。

角膜塑形镜全称为角膜塑形用硬性透气接触镜,俗称为OK镜。角膜塑形镜是一种非手术的近视治疗手段,不能接受手术治疗的青少年近视人群是其主要目标人群。角膜塑形镜是随着硬性角膜接触镜的应用与推广而发展起来的。经过多次材料与设计的迭代,角膜塑形镜已经发展到了第四代。角膜塑形术是目前最有效的非药物近视管理干预措施之一。据统计,2023年全球角膜塑形镜行业产量约为1 535.21万片,同比增长8.08%,需求量约为1 439.26万片,同比增长7.93%。中国儿童青少年近视防控需求迫切,角膜塑形镜潜在用户群巨大。同时,政策保障下角膜塑形镜行业具备持续发展性,技术和消费升级及服务可及性提升促进渗透率持续攀升,角膜塑形镜市场发展空间广阔。

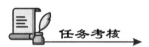

知识链接

　　进入 21 世纪,现代高科技的发展为接触镜的研究提供了更多的途径,包括材料、设计等,主要包括以下几个方面。①长戴镜片的开发和应用:材料的发展和改进使得高透氧成为可能,因此,新一代可长戴镜片通过 FDA 批准进入市场。②验配和设计的个性化:随着人们对人眼角膜地形的了解、人眼球光学性质包括像差方面的认识以及人们对视觉的个体要求等研究的深入,镜片配戴和设计的个性化成为需求并具备一定的可行性。③多种类型的选择:除屈光矫正目的外,接触镜还应用于特殊矫正或治疗,如角膜屈光手术后、角膜疾病治疗等,各种紫外线、美容目的、运动目的等镜片,选择更广泛。随着社会文明化和老龄化,多焦接触镜也成为普遍的选择之一。

任务考核

选择题

1. 最早用于隐形眼镜的材质是(　　　)

　　A. 玻璃材质　　　　　　　　　　　B. PMMA

　　C. HEMA　　　　　　　　　　　　D. 硅水凝胶

2. 科学家发现在水凝胶材料接触镜中加入哪种材料后透氧性会大幅度提高(　　　)

　　A. 硅　　　　　　　　　　　　　　B. PMMA

　　C. HEMA　　　　　　　　　　　　D. 结合水

任务二　角膜接触镜相关眼表解剖与生理

【学习目标】

　　①掌握角膜的解剖、组织结构及生理特点。②掌握泪膜的解剖、组织结构及生理特点。③熟悉结膜的应用解剖及生理功能。

一、角膜的应用解剖与生理

(一)角膜的解剖和组织结构

　　角膜位于眼球前极中央,为一透明、无血管的水平椭圆形组织。水平径 11.0 ~ 12 mm,垂直径 10.5 ~ 11 mm。角膜中央厚度 0.5 ~ 0.6 mm,周边厚度约 1 mm。角膜的前表面水平曲率半径约 7.8 mm,垂直方向为 7.7 mm,后表面曲率半径约 6.8 mm。角膜中央部近似球面,是角膜的光学区,向周边部越来越平坦,特别是鼻侧更为明显。

正常角膜是透明的,没有血管深入,血管终止在角膜缘,形成血管网,营养成分由此扩散进入角膜。角膜是身体中感觉神经分布最丰富的部位之一,感觉敏锐,遇外伤或异物等可迅速感知,并引起反射性瞬目,借以保护眼球。组织学上,角膜自外向内分为五层:上皮细胞层、前弹力层、基质层、后弹力层、内皮细胞层(图1-2)。

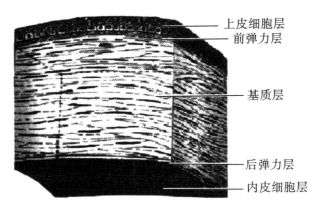

图1-2　角膜的组织结构

1. 上皮细胞层　厚50.0~70 μm,占整个角膜厚度的10%。其特点为:厚度均一,光滑湿润并规则,表面弯曲,眼表的主要屈光组成部分,是泪膜的衬底,电子显微镜下可见上皮的表面有微褶襞和微绒毛,增加了表面积,有利于泪膜的黏附,使泪膜稳定。

2. 前弹力层　厚8.0~14 μm,为一层均质透明膜,无细胞成分。其主要由胶原纤维组成,密度也比基质纤维小。此膜无再生修复能力,损伤愈合后只能由不透明的瘢痕填充,留下永久的瘢痕。

3. 基质层　厚约500 μm,约占角膜厚度的90%。除少量弹力纤维外,由胶原纤维组成,更换周期是12个月或更长。

4. 后弹力层　为较坚韧的均质透明膜,稍微有弹性;是由角膜内皮细胞分泌而成的基底膜。

5. 内皮细胞层　厚约5 μm,由一层六角形扁平细胞单层排列构成。内皮细胞无分裂能力,不能再生。细胞损伤以后,由邻近的细胞增大、扩展、变薄和延伸来填补、覆盖受损区,以保持内皮屏障功能并维持角膜透明。

(二)角膜的生理

1. 角膜的生理功能

(1)角膜与巩膜一起保护眼球、维持眼球的形状和眼压。

(2)角膜可折射并透过光线,角膜的屈光指数为1.376,屈光力为+43.05 D。

(3)角膜具有屏障功能,可以隔离外界环境,阻挡有害物质进入眼内。

2. 角膜的营养与代谢　角膜的营养代谢主要来自房水、泪膜和角膜缘血管网。葡萄糖和氧气是参与角膜营养代谢的主要物质。角膜所需的氧气80%来自外界空气,经泪膜提供给上皮细胞,15%来自角膜缘血管网,5%来自房水。闭眼时,氧由睑结膜和角膜缘毛细血管弥散而来。角膜基质深层和内皮细胞的氧供来自房水。能量物质主要是葡萄糖,大部分通过内皮细胞从房水中获取,另约 10% 由泪膜和角膜缘血管供给。角膜糖代谢的主要形式有有氧代谢、无氧糖酵解和磷酸戊糖途径。

3. 角膜各层的生理特点及主要功能

(1)上皮细胞层:氧溶解入泪膜到达上皮,使角膜获得充足的氧供;上皮损伤后再生能力强。主要功能:在角膜上皮形成一光滑、透明的光学表面;表面的微绒毛和微皱襞,是泪膜的黏附表面;阻止微生物、异物和化学物质的侵入。角膜上皮细胞层神经末梢丰富,感觉十分敏锐,具有良好的自我保护功能。

(2)前弹力层:损伤后不能再生,而留下不透明瘢痕。主要功能:维持上皮结构。

(3)基质层:需要氧气来维持相对脱水状态和相对恒定的厚度,缺氧将导致无氧糖酵解,产生乳酸,水分潴留,造成水肿;基质层损伤后不能再生,而由不透明的瘢痕组织所代替。主要功能:透光和维持角膜形状。

(4)后弹力层:有弹性,抵抗力较强,损伤后可以再生。主要功能:起着角膜内皮基底层的作用。

(5)内皮细胞层:有 Na^+-K^+-ATP 酶即内皮泵,主动泵出水分,维持角膜相对脱水状态;内皮细胞的数量随年龄增大而减少,损伤、炎症、内眼手术等也会引起内皮细胞减少,由于内皮细胞不能再生,减少的部分只能通过邻近细胞移动变形来代偿。主要功能:具有角膜-房水屏障功能,内皮细胞层允许营养物质弥散到角膜;通过主动转运的方式将水分从角膜基质中泵到前房,保持角膜相对脱水的状态。

(三)配戴角膜接触镜对角膜的影响

1. 缺氧的影响　所有类型的角膜接触镜都会减少角膜的氧气供应,引起乳酸和 CO_2 堆积,pH 下降、渗透压升高。常见的变化包括角膜水肿、上皮脱落、敏感度下降,新生血管、内皮泵功能下降等,程度轻微的并发症可以逆转,严重者则不可逆转。

2. 机械性影响　配戴角膜接触镜后细胞代谢碎片的聚积、压迫、摩擦等会导致对角膜的机械性影响。

二、泪膜的应用解剖与生理

(一)泪膜的结构

泪膜是覆盖于眼球前表面的一层液体,为眼表结构的重要组成部分,分为眼球前泪膜(结膜表面)和角膜前泪膜(角膜表面)。泪膜厚 7.0 ~ 10.0 μm。泪膜由外到内分为三层:脂质层、水样层和黏蛋白层(图 1-3)。

1. 脂质层　厚约 0.1 μm,主要由睑板腺分泌,Zeiss 腺和 Moll 腺也参与分泌,主要是蜡脂、胆固醇和磷脂等。脂质层增加泪膜表面张力,减少蒸发率,防止泪液自睑缘外溢。

2. 水样层　厚 6 ~ 7 μm,是泪膜的主体,由 Krause 和 Wolfring 副泪腺分泌,包含水、电解质、蛋白质。其作用是维持角膜表面的亲水性,为角膜运送营养物质,并含有抵抗微生物的保护因子。

3. 黏蛋白层　厚 0.02 ~ 0.05 μm,主要由结膜杯状细胞分泌,主要成分为糖蛋白和黏多糖。附着于角膜上皮表面的微绒毛,形成水质层所吸附的亲水表面,降低泪膜表面张力,从而使泪膜的水质扩张开。

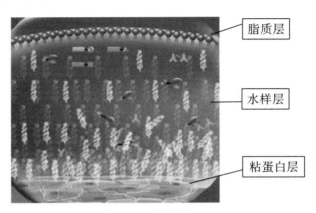

脂质层

水样层

粘蛋白层

图1-3 泪膜的构成

(二)泪液和泪膜的生理功能

1. 泪液生成 泪腺分泌系统包括主泪腺和副泪腺。主泪腺提供反射性分泌,物理性刺激三叉神经(刺激结膜、角膜、鼻黏膜、睑缘)、心理性刺激、对视网膜的亮光刺激等都会引起泪液反射性分泌。副泪腺提供基础分泌。正常人基础泪液的更新速率为每分钟16%,泪液的pH为7.6。泪液的质和量的异常可导致泪膜异常而发生干眼,泪膜中3种不同成分的异常均可发生干眼。正常的瞬目频率为12次/min,每次瞬目使角膜表面重新分布泪膜,把泪液分布在角膜和结膜上。

2. 泪液蒸发 黏蛋白层随眼睑运动展开,上皮的湿润由更新的黏蛋白层而增加:蒸发作用使得泪液变薄,油脂和黏液混合,该处上皮不湿润出现泪膜破裂,即角膜干燥斑。脂质层的作用是延缓和防止泪液的蒸发。

泪膜破裂时间(breakup time of tear film,BUT)是指正常眼一次瞬目与最早出现泪膜干燥斑所需的时间。通常此时间比两次连续瞬目间隔时间长些。常人BUT为15～40 s,而瞬目动作间隔约5 s,10～12次/min,所以泪膜一般能保证完整而很少出现破裂现象即不出现干燥斑,这对发挥泪膜的生理功能和成功配戴角膜接触镜是十分必需的。临床上BUT大于10 s被视为正常。

3. 泪膜的功能 ①使角膜表面光滑,成为理想的光学界面。②湿润角膜。③冲刷异物、细胞碎屑及细菌。④构成角膜与空气进行气体交换的媒介。⑤泪液含有葡萄糖,可营养角膜上皮。⑥泪液含有溶菌酶,以保持角膜表面相对无菌状态。

(三)配戴角膜接触镜后的泪膜变化

配戴角膜接触镜后对泪膜结构的影响很大,一般会加速泪膜破裂。角膜接触镜使泪液重新分布,分别在镜片前、后各形成一层泪膜。镜前的泪膜形态与镜片的材料和设计有关。含水量高、直径大的镜片的泪膜较稳定,标准厚度镜片比超薄镜片的泪膜稳定。

镜片运动也会对泪膜产生影响。瞬目初期,软镜变形,降低了对镜后泪膜的压力;瞬目过程中,镜片呈眼睑运动的反向运动,泪膜的厚度增加,故当镜片材料的弹性模量下降时,患者的舒适度会增加。因为软镜的弹性模量比硬镜小,镜后的泪膜能保持相对的厚度,所以比配戴硬镜舒适。

三、结膜的应用解剖与生理

(一)结膜的结构

结膜是一层半透明薄黏膜,覆盖于眼睑的后面,再从穹隆部折弯过来覆盖巩膜的前面,形成结膜囊。结膜分为睑结膜、球结膜和穹隆结膜三部分(图1-4)。

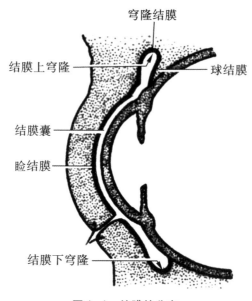

图1-4 结膜的分布

1. 睑结膜 覆盖于眼睑内表面延续至睑缘,与睑板紧密粘连,不能被推动,正常情况下可见垂直走行的小血管和透见部分睑板腺管。

2. 穹隆结膜 是睑结膜和球结膜的移行部,为结膜最松弛的部分。由于其宽广而松弛,可以移动,使眼球能自由独立地转动。

3. 球结膜 是结膜最薄、最透明的部分,覆盖于眼球前部巩膜表面。

(二)结膜的生理功能

结膜表面光滑,质地透明,覆盖于眼睑内表面及眼球表面。结构完整的结膜对眼球具有保护和屏障的作用,可防止病原微生物的侵袭,清除和处理结膜囊内的异物;结膜腺体的分泌物对结膜和角膜具有湿润和保护作用;结膜具有较强的免疫防御功能;松弛的穹隆结膜在眼球运动中起着重要的作用。由于结膜与外界相沟通,所以各种各样的微生物、外来异物和尘埃、紫外线等均可以引起结膜相关疾病。

知识链接

　　角膜含有丰富的感觉神经末梢,是人体最敏感的部位。角膜有 3 种感觉:冷热觉、痛觉和触觉(压觉)。司冷热觉的神经是从结膜进入角膜的,多分布在角膜的周边部。当应用局部麻醉剂时,痛觉和触觉先消失,冷热觉则较慢。痛觉和触觉由暴露的末梢神经纤维主管,最敏感的部位是角膜中央。

　　角膜的感觉在早晨较低,晚上较高,其原因可能是经过一夜的眼睑闭合,或是由于眼压的变化,早晨的角膜上皮常有非常轻度的水肿。

　　角膜的感觉随年龄增长而下降,角膜的刺激阈值在儿童时期为 10.0 ~ 15.0 mg,60 岁时为 40.0 ~ 50.0 mg。女性比男性的角膜知觉稍敏感。当眼科手术在角膜缘做切口时,术后 6 ~ 9 个月,神经末梢可以再生,但在穿透性角膜移植术后,角膜移植片的感觉常常不能完全恢复。

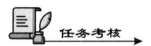任务考核

　　一、选择题

1. 下列关于角膜的叙述正确的是(　　　)

　　A. 角膜呈横椭圆形,越到周边越陡峭　　　　B. 角膜呈横椭圆形,越到周边越平坦

　　C. 角膜呈竖椭圆形,越到周边越陡峭　　　　D. 角膜呈竖椭圆形,越到周边越平坦

2. 角膜内皮细胞为(　　　)

　　A. 柱状单层基底细胞　　　　　　　　　　　B. 六角形单层细胞

　　C. 六角形双层细胞　　　　　　　　　　　　D. 扁平翼状单层细胞

3. 可有效防止泪液大量蒸发,从而降低佩戴隐形眼镜后较易出现干眼的概率的泪膜的结构为(　　　)

　　A. 脂质层　　　　　　　　　　　　　　　　B. 水样层

　　C. 浆液层　　　　　　　　　　　　　　　　D. 黏液层

　　二、思考题

1. 泪膜的功能有哪些?

2. 什么是泪膜破裂时间?

任务三 | 角膜接触镜与氧通透性

【学习目标】

①掌握佩戴角膜接触镜对角膜氧供的来源及 Dk 值和 Dk/t 值的意义。②熟悉缺氧引起的最早期角膜改变,镜片的含水量和厚度与透氧性能的关系。③了解如何减少角膜接触镜对角膜供氧的影响。

一、角膜的氧供

1. **睁眼情况下** 氧气在地表空气中的体积比例约为 21%。睁眼时,角膜暴露在空气中,此时角膜表面的氧水平约为 21%。角膜所需的氧气 80% 来自外界空气,15% 来自角膜缘血管网,5% 来自房水。

2. **闭眼情况下** 闭眼时,来自空气的氧供中断,角膜表面的氧水平约为 7%,仅能从睑结膜血管、房水、角巩膜缘血管获取氧气。

3. **戴角膜接触镜情况下** 接触镜是位于角膜和氧气之间的屏障,氧气可以通过以下 2 个途径到达角膜。①氧气通过镜片直接弥散。②氧气溶解于泪液中,通过泪液泵的作用在瞬目时被泵到角膜与接触镜之间给角膜供氧。对于硬镜,通过泪液泵的作用,每次瞬目可以更换 14%~20% 的镜片下的泪液。对于软镜,每次可以更换 1%~5% 的泪液。接触镜片下的泪液更换不仅可以为角膜提供氧气,而且可以清除角膜的代谢产物(如二氧化碳、乳酸等)和脱落的上皮细胞等。

二、角膜接触镜的透氧性能

1. **氧通透性和氧传导性** 氧通透性(oxygen permeability, Dk)即氧透系数,是描述接触镜片传导氧气的能力,是接触镜材料本身的固有属性,与镜片厚度无关。氧传导性(oxygen transmissibility, Dk/L 或 Dk/t),即透氧量,不仅受 Dk 值的影响,还受镜片厚度的影响。其中 L 或 t 代表镜片中央厚度或者局部厚度。

气体通过硬性接触镜到达角膜表面的途径有两个:①气体首先溶解到镜片前表面,然后弥散入镜片材料基质。②气体到达镜片后表面后离开,溶解到镜后泪膜并到达角膜表面。

气体通过水凝胶软性接触镜则不同,气体经材料中的水分传递,因此受材料含水量的影响。聚合物材料中的水分为结合水和自由水,只有自由水才能传递气体,所以结合水和自由水比率非常重要。硅水凝胶材料的基质中存在许多微小"通道",使得气体分子、离子和水分子可较自由地通过镜片,所以氧通透性很高,并且不受镜片材料含水量的限制。

2.等效氧分压　等效氧分压(equivalent oxygen percentage,EOP)是配戴角膜接触镜后角膜面实际的氧分压。氧通透性和氧传导性都是在实验室或离体条件下测得的物理度量。EOP测量是一种活体评价氧传导的方法,即评价透镜在活体眼上的实际透氧性,是实际到达角膜的氧气量的一个指标。通常将空气中的氧体积百分比21%作为角膜可能获得的最高氧水平。

三、如何减少角膜接触镜对角膜氧供的影响

(一)生理状态下角膜对缺氧的反应

空气中氧的比例是21%,在睁眼情况下,角膜表面的氧等于空气中的氧应该是21%。闭眼时,角膜的理论平均获氧量为6%~7%,角膜在缺氧的情况下会出现角膜水肿、厚度增加。通常情况下,睡眠时眼睑闭合,角膜供氧减少,角膜会出现水肿,角膜增厚5%~6%。睁眼后,角膜水肿消退,角膜恢复正常。通常情况下,角膜短时水肿增厚5%在临床上属于生理性改变,不会引起角膜损害。

(二)缺氧对角膜的影响

缺氧可以引起角膜水肿、角膜新生血管、角膜内皮细胞减少等严重并发症,角膜水肿是最早发生的角膜改变。

(三)减少角膜接触镜对角膜氧供影响的方法

临床眼视光医师和研究人员在大量的临床观察中发现,配戴角膜接触镜时,角膜水肿是最早发生的角膜缺氧改变。当配戴角膜接触镜后短时间内发生角膜水肿或角膜水肿长时间超过5%时,角膜就会出现其他显著的并发症。

通过观察,人们发现理想状态下,睁眼时角膜表面氧为21%,闭眼时角膜表面的氧为7%就可避免缺氧。如果改进镜片材料,改进配戴方法等使戴接触镜时角膜表面氧的量达到以上水平就可以保证角膜健康。①可以通过改进材料的透氧性,增加Dk值、选择适当的镜片厚度。如增加水凝胶材料镜片的含水量,以增加镜片的透氧性;将传统材料中加入硅元素增加材料的Dk值(RGP材料、硅水凝胶材料)等。②也可以改进镜片的佩戴方法,如频繁更换、抛弃型、减少佩戴时间。

知识链接

影响镜片透氧性能的因素

1.材料特性和镜片厚度　相同材料的新镜片在相同的环境条件下,影响其透氧能力的主要因素为厚度。镜片的厚度与其Dk值呈负相关。对于水凝胶镜片(软镜),Dk值是含水量的函数,通常是线性的,镜片的含水量与其Dk值呈正相关,Dk值随含水量的增加而增加。

2.镜片的设计、配适状态、老化程度和环境　镜片材料的弹性、镜片及镜片边缘形态的设计等会影响泪液泵的功能,镜片的配适状态也会对镜下泪液的量及交换速度产生影

响。如镜片边缘过平,没有足够的抬高,泪液就不容易进到镜片下而影响镜片下的泪液交换。镜片配适过紧,镜片与角膜之间没有足够的空隙,泪液不能进到镜片下而影响镜片下的泪液交换。镜片材料老化、镜片变形、镜片上的沉淀物以及环境的温度、湿度和海拔等的变化也都会改变镜片的透氧能力。

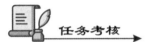

任务考核

一、选择题

1. 人在闭眼睡觉时,角膜最主要的氧供来自(　　　)
   A. 角膜缘血管网　　　　　　　　　　B. 睑结膜血管
   C. 球结膜血管　　　　　　　　　　　D. 房水

2. 以下参数中,(　　　)评价的是透镜在活体眼上的实际透氧性
   A. K 值　　　　　　　　　　　　　　B. Dk 值
   C. Dk/t 值　　　　　　　　　　　　D. EOP 值

3. 以下哪个是角膜缺氧最早期的表现(　　　)
   A. 角膜新生血管　　　　　　　　　　B. 角膜水肿
   C. 角膜内皮细胞减少　　　　　　　　D. 角膜厚度增加

二、思考题

1. 氧通透性、氧传导性和等效氧分压都是描述接触镜氧供应指标的重要参数,请简要叙述三者之间的区别和联系。

2. 我们可以通过哪些措施减少接触镜对角膜氧供的影响?

任务四　角膜接触镜光学

【学习目标】

①掌握泪液透镜屈光度的换算和顶点屈光度的换算;框架眼镜和角膜接触镜的处方转换。②熟悉角膜接触镜的放大效应、角膜接触镜屈光力和角膜接触镜矫正散光。③了解角膜接触镜的视野和佩戴角膜接触镜时的调节。

一、角膜接触镜屈光力的计算

在评估角膜接触镜的光学特性时,应将接触镜、泪液镜、角膜作为一个完整的接触镜光学系统。该光学系统具有以下 6 个屈光界面:接触镜前表面、接触镜后表面,泪液前表面、泪液后表面,角膜前表面和角膜后表面。通常,接触镜的屈光力即指接触镜的后顶点屈光力。就接触镜片本身而言,由于接触镜曲率很小,从镜片的曲率与轴性厚度关系来

看,接触镜应被看成"厚"镜片,即在计算镜片表面屈光度时,应将镜片的厚度考虑在内。根据厚透镜公式:

$$F = F_1 + F_2 - (t/n) F_1 \times F_2$$

其中 F 为镜片的后顶点屈光力,F_1 为镜片前表面屈光力,F_2 为镜片后表面屈光力。可知:接触镜的屈光力是由材料的折射率,前、后表面光学区曲率半径,镜片厚度决定的。如果前表面光学区的曲率半径小于后表面光学区的曲率半径,该镜片为正镜片;如果前表面光学区的曲率半径大于后表面光学区的曲率半径,则为负镜片。对同一设计的接触镜来说,接触镜的后表面曲率半径是固定的(与角膜相匹配);镜片折射率(n)由材料确定;轴性厚度(t)由镜片设计确定。因此,镜片的后顶点屈光力就随前表面曲率半径的改变而改变。

二、泪液镜屈光力的计算

接触镜后表面与角膜前表面之间的泪液构成的液态透镜称泪液镜。硬性角膜接触镜材质比较坚韧,不易变形,因此佩戴到角膜上后,镜片与角膜之间的空隙会由泪液填充,形成"泪液镜"。由于软镜通常顺应角膜表面形状,所以认为软镜产生的泪液透镜为平光。角膜接触镜对眼的总屈光力是镜片屈光力加泪液镜屈光力的总和。通常我们将泪液镜看成"薄"透镜,泪液镜的屈光力为接触镜后表面曲率半径和角膜前表面曲率半径之和。

在临床上,接触镜后表面光学区的曲率半径即为"基弧 BC"的值,而角膜前表面曲率半径称为"K 读数"或"K 值"。则泪液镜的屈光力的计算公式我们可以理解为:

$$F = BC + K 值$$

如果 BC 比 K 平坦,则泪液镜为负透镜;如果 BC 比 K 陡峭,则泪液镜是正透镜。在硬镜验配上还有这样的临床经验公式:镜片基弧 0.05 mm 的变化,相当于 0.25 D 泪液镜的变化。

三、角膜接触镜顶点屈光度换算

通常把框架眼镜镜片后顶点与角膜前顶点的距离称为顶点距离或镜眼距离(一般为 12 mm),而接触镜则与角膜基本接触,因此要达到相同的光学矫正效果,所需的接触镜和框架眼镜的度数有所差异。眼屈光不正的量在临床上通常在眼镜平面上进行测量(即框架眼镜处方),因此,其所对应的接触镜屈光力 F 需要进行换算。

$$F' = Fs/(1 - d \times Fs)$$

其中 F' 为接触镜度数,Fs 为框架眼镜度数,d 为顶点距离(单位是 m)。

【例】当 Fs 为 + 5.00 D 时,F' 近似为 +5.25 D;当 Fs 为 -5.00 D 时,F' 近似为 -4.75 D。临床上当屈光不正度数低于±4.00 D 差异较小,临床上可以忽略距离效应,屈光度≥±4.00 D 时,需要考虑顶点距离效应对接触镜屈光力的影响。为达到相同的矫正效果,对于正镜片,接触镜比框架眼镜度数高;对于负镜片,接触镜比框架眼镜度数低。

四、镜片放大率的影响

(一)眼镜放大率

眼镜放大率:参看无穷远处物体时,已矫正的非正视眼中的视网膜像大小,对于未矫正眼中的像大小之比。

眼镜放大率,对于正透镜而言,总是大于1;对于负透镜,总是小于1。与框架眼镜比较,角膜接触镜形成的像的大小与物体本身更加接近。即对于正镜片,角膜接触镜放大率小于框架眼镜放大率(都大于1);对于负镜片,角膜接触镜放大率大于框架眼镜放大率(都小于1)。因此通常近视戴镜者称所见的物像较戴框架眼镜大。

当使用角膜接触镜来矫正非正视眼时,眼镜放大率与1的差异很小,甚至在较高度的非正视眼也如此。例如,当眼镜屈光是-16.00 D时,对于框架眼镜的眼镜放大率是0.81,而对于角膜接触镜是0.96。因此,对于高度近视眼来说,用角膜接触镜矫正的优点是明显的。

(二)放大效果的实际应用

1. 近视 随着近视的增加,角膜接触镜矫正后的像比等量普通眼镜矫正的视网膜像也逐渐增大,这对增进视力有用。

2. 无晶状体眼 白内障摘除后,视网膜像增加的百分比会引起视网膜像大小的明显改变;晶状体摘除后戴框架眼镜,视网膜像增加20%～50%。如戴角膜接触镜,可能分布范围为±2%。无晶状体眼配戴角膜接触镜可产生双眼视。如果此时用框架眼镜,由于像大小的侈开而无法产生双眼视。

3. 屈光参差 为了使视网膜像大小接近,对于轴性为主的屈光参差,框架眼镜是最好的矫正形式;如果是屈光性为主的屈光参差,角膜接触镜是最好的矫正形式。

4. 显著性散光 在显著性散光眼中,两条子午线的眼镜放大率不均等,造成视网膜像的变形。角膜接触镜可明显减少此现象,但配戴者需要一段时间来适应戴角膜接触镜后新的视网膜像。

五、配戴角膜接触镜时的调节与集合

看近物时需作适当的调节才能看清。看清近物的调节需求,在戴框架眼镜和戴角膜接触镜时存在差异。

1. 框架眼镜 由于框架眼镜距离角膜顶点有一定距离,即顶点距离,以致近物至角膜处的聚散度不同于正视眼,可用近似公式表示:

$$Ag = 1/[s(1 - 2dP)]$$

其中 Ag 为配戴框架眼镜调节力,dp 为镜面离角膜距离,s 为近物离眼镜距离。

【例】一近视眼,配戴-6.00 D框架眼镜,镜面离角膜距离12 mm,近物离眼镜距离250 mm,代入上式,得调节为3.33 D。

2. 角膜接触镜 由于角膜接触镜离眼的主点的距离极小,可忽略不计,所以戴角膜接触镜时对近物的调节 ACL 与正视眼基本相同。

$$ACL = - Vs = - 1/s$$

其中 ACL 为配戴角膜接触镜时对近物的调节力,s 为近物距眼睛/角膜接触镜距离。

例如:一近物放在眼前 262 mm 处,产生的调节为 $ACL = -1/s = -1/(-262 \times 10^{-3}) = 3.82\,D$。

所以,近视眼配戴角膜接触镜时,调节需求比戴框架眼镜时大;远视眼配角膜接触镜时,调节需求比戴框架眼镜时小。由于角膜接触镜随眼球而转动,故看近物时的集合需求与正视眼相同,戴框架眼镜看近物时,由于视线向内,从而偏离眼镜光心,产生棱镜效果,从而改变了集合需求。

例如:框架眼镜度数为 -4.00 D,近物离眼距离为 330 mm,镜面至眼转动中心的距离为 27 mm,瞳距为 60 mm,则集合量为:L = -1.964△(负值为底朝内)。这说明此时框架眼镜使近视眼集合需求(比正视眼或戴角膜接触镜眼)减少 1.964△,在远视眼正好相反,配戴框架眼镜时集合需求(比正视眼或戴角膜接触镜眼)增加。

六、角膜接触镜的视野

当眼睛处于静止状态时,框架眼镜的视野取决于镜片边缘与瞳孔的相对位置。当眼球转动时,框架眼镜的视野范围被限制在镜片的边缘范围之内。当视线指向镜片范围以外时,则不能获得良好的矫正视力。角膜接触镜的光学区覆盖配戴眼的整个瞳孔区,可保持配戴眼的视野范围与正视眼的视野范围相同(图 1-5)。

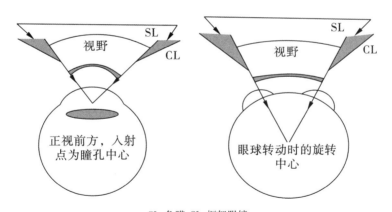

CL. 角膜;SL. 框架眼镜

图 1-5 近视眼的视野

【例】眼镜处方:-4.50 DS-2.00 DC×180,画出光学十字。

经过顶点距离效应转换,水平方向为 -4.25 D,垂直方向为 -6.00 D,所以最终处方为 -4.25 DS/-1.75 DC×180。

知识链接

接触镜顶点屈光力的换算在散光镜片上,要体现在各主子午线上。

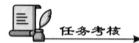

一、选择题

1. 当框架眼镜度数为-12.00 D,镜片顶点距离为12 mm,如果配戴接触镜,其屈光度为( )

　A. -10.50 D　　　　　　　　　　B. -12.00 D

　C. -12.50 D　　　　　　　　　　D. -13.50 D

2. 通常球性接触镜矫正散光主要是通过( )

　A. 泪液透镜　　　　　　　　　　B. 接触镜内表面

　C. 接触镜外表面　　　　　　　　D. 接触镜边缘

3. 以下关于接触镜的放大率说法正确的是( )

　A. 眼镜放大率,对于负透镜而言,总是大于1

　B. 眼镜放大率,对于正透镜而言,总是小于1

　C. 近视戴镜者称所见的物像较戴框架眼镜大

　D. 近视戴镜者称所见的物像较戴框架眼镜小

二、思考题

框架眼镜和接触镜之间存在顶点距离的差异,在临床验配中有什么影响?

任务五 角膜接触镜的材料、基本设计与加工工艺

【学习目标】

①掌握角膜接触镜的基本设计参数的概念和意义。②熟悉角膜接触镜材料的分类和基本加工流程。③了解不同角膜接触镜材料的特点、不同加工工艺的特点。

一、角膜接触镜材料

(一)镜片分类

角膜接触镜可分为硬性接触镜(简称硬镜)和软性接触镜(简称软镜),见图1-6。

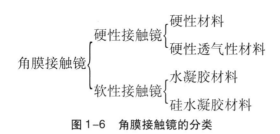

图1-6　角膜接触镜的分类

（二）镜片材料

1. 硬性接触镜

（1）聚甲基丙烯酸甲酯（PMMA）：最早用来制作接触镜的材料，质轻，透明，有良好的透光性，稳定性好，耐用，无毒，不含水，抗沉淀性好，成形性好。用它制作的接触镜易配戴，易清洗，耐磨，容易加工。聚甲基丙烯酸甲酯原料来源充足，价格低廉，但材料透氧性差，作为接触镜材料，长期配戴会引起一系列的因角膜缺氧而引发的并发症。

（2）硅氧烷甲基丙烯酸酯（SMA）：甲基丙烯酸甲酯和含有硅氧烷集团的不同单体的共聚物。这种聚合物延续了甲基丙烯酸甲酯的优点，结合了硅之后材料的透氧性大幅度增加，克服了甲基丙烯酸酯不透氧的缺点。但硅会破坏镜片的稳定性、持久性和可复制性，影响材料的湿润性，使加工好的镜片上容易沉积蛋白质等。

（3）氟硅丙烯酸酯：将氟的单体加入硅氧烷甲基丙烯酸酯的材料中，使材料具有高的透氧性同时又改善了镜片的湿润性，并使镜片具有抗沉淀的能力。

2. 软性接触镜

（1）水凝胶材料：软性接触镜镜片的基本材料是聚甲基丙烯酸乙酯（PHEMA），其由许多含有亲水集团的聚合物组成。这些亲水集团有活性，对水分子的吸引力很强，使镜片柔软并具有透氧性。这种材料干燥时硬而透明，浸入水中充分吸收水分后成为柔软、富有弹性的镜片。

镜片的含水量是镜片经充分水合后含水重量的百分比。镜片含水量随不同多聚化合物的多少而有很大的不同，为3%～85%不等。水是氧透过水凝胶材料的传导媒介，氧分子溶于泪液中，透过镜片传导至角膜。亲水性软镜材料的透氧性是其特有的特性，透氧性与含水量呈正相关。对于亲水性软镜材料，由于泪液泵作用很小，镜片的氧是由外界直接穿过镜片传导至角膜的。

软镜含水量与镜片组成相关，同时也受环境因素的影响。亲水性与环境渗透压有一定关系，通常高含水软镜（>50%），镜片的含水量越高其透氧性能就越好，就越柔软，戴在眼睛里的移动度就越小，越能提供舒适清晰的视觉效果，越有利于角膜的代谢。但含水量高的镜片需水量也多，蒸发水分快，容易脱水，易引起眼干涩，发痒，镜片上容易沉积沉淀物。高含水镜片材料密度低，折射率低，镜片脆弱，强度差，易损坏，适合于更换型和抛弃型镜片。低含水镜片与高含水镜片相反，材料密度高，稳定，折射率高，弹性好，成形性好，耐用，不易脱水，光学性能好，适合于矫正伴有轻度角膜散光的患者。

(2)硅水凝胶材料:虽然含水量增高可以使透氧性增加,但仍不能满足角膜的氧需求,因此科学家们将氟化硅氧烷加入水凝胶材料中,制造出了高透氧的硅水凝胶镜片材料。这种材料就像字面的理解一样,在水凝胶的原浆里增加了硅和氟元素。硅可以吸收空气中的氧,然后穿透镜片材料将氧分子带到角膜表面。但硅的加入也带来了一些不利的因素,镜片会变得比水凝胶镜片要硬,配戴的舒适度要差。硅添加得越多,镜片越疏水,湿润性就越差;镜片脂质沉淀增多,使护理难度增加。为了克服这些缺点,科学家们又改进了材料的比例,选择最适合的硅的比例,不通过镀膜工艺使硅水凝胶材质具有亲水性。通过长链大分子将硅与水凝胶完美结合,使镜片同时具备水凝胶和第一代硅水凝胶镜片的优点,不仅镜片透氧性提高,不易脱水,蛋白质沉淀少,同时镜片还具备水凝胶镜片般的柔软、丝滑,配戴非常舒适。新一代硅水凝胶镜片的开发使透氧和舒适可以兼得,给配戴者平衡全面的健康舒适体验。

二、角膜接触镜的基本设计

角膜接触镜镜片主要根据眼表特征、镜片材料特征和镜片用途来设计,特别是角膜的生理需求,也要考虑镜片的光学性能、加工能力和生产成本。

角膜接触镜主要由三部分组成,分别是镜片光学区、周边弧区和镜片边缘(图1-7)。角膜接触镜的屈光度由镜片外表面(前表面)决定,接触镜的定位由镜片内表面(后表面)决定,镜片下的泪液循环则由镜片边缘形状维持。

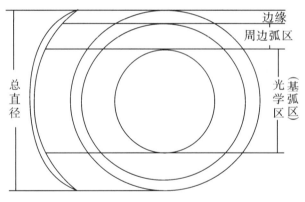

图1-7 镜片各部位名称

1. 接触镜内表面 正常的角膜直径平均为11.0 mm,中央4.0~6.0 mm区域基本为球面,周边则逐渐平坦呈非球面。最理想的接触镜是其后表面与角膜前表面充分吻合以避免镜片局部对角膜产生压力,引起角膜的局部损伤。常设计为双球弧面、多球弧面,椭圆弧面或抛物线弧面等。

2. 接触镜外表面 接触镜外表面决定镜片的屈光度,镜片外表面有屈光度的范围称为外光学区,外光学区一般为球面设计。

3. 基弧 镜片光学区的内表面曲率半径称为基弧,单位用毫米(mm)表示。接触镜片后表面呈现一定弧度,以与眼前表面适度地配适。为了获得比较良好的镜片配适、清晰的矫正视力和舒适的配戴效果,镜片后表面在曲率上需要根据角膜前表面进行设计。基弧值越大,镜片越平;基弧值越小,镜片越弯。

4. 周边弧 镜片内表面基弧以外的弧面曲率半径称为周边弧,单位用毫米表示。如果接触镜后表面只有单一的弧度,称为单弧镜片。但是大多数镜片后表面除基弧之外往往还有其他弧度,统称为多弧设计镜片。如果有两种弧度的,就叫双弧镜片,有三种弧度的就是三弧镜片。紧邻基弧的周边弧为第二弧,如第二弧之外还有周边弧,则依次称为第三弧、第四弧,以此类推。周边各弧自外向内通常依次变得更加平坦,曲率半径更长,以适应角膜前表面自中央到周边逐渐平坦的曲率。

5. 光学区 基弧所在的镜片区域就是光学区(optic zone, OZ)。光学区通常是圆形,位于镜片的几何中心。光学区的直径用毫米作为单位表示,一般范围是 7.0 ~ 8.5 mm,可基本覆盖瞳孔。对于软镜,光学区直径范围可为 7.0 ~ 12.0 mm。

光学区包含有效光学矫正成分,如果光学区偏心,或者直径不足以覆盖整个瞳孔区域,则会产生眩光等视觉症状。

6. 镜片直径 经过镜片几何中心最宽的弦长就是镜片的总直径(overall diameter, OAD)。合适的角膜接触镜直径取决于配戴者的睑裂高度和角膜直径。所有的软镜直径都比角膜直径(用 HVID 表示)大,而硬镜直径则小于角膜直径,但要大于瞳孔直径。常见的软镜直径在 12 ~ 14 mm,而 RGP 镜片直径多在 8.0 ~ 9.5 mm。

7. 缩径设计 为了使透镜更薄,通常将镜片周边区围绕外光学区的周边部分削薄,被称为缩径设计。缩径设计的镜片可以显著降低镜片厚度,改善配戴舒适性和氧传导性。

8. 矢高 矢高(即垂度)是镜片后表面几何中心到镜片直径平面之间的垂直距离。保持镜片直径不变,增大基弧(使镜片变平坦),可降低矢高。反之,保持直径不变而减小基弧(使镜片变陡峭),可增加矢高。保持基弧不变,增加镜片直径,可以使矢高增大而使配适变陡峭。反之,减小镜片直径可降低矢高,使镜片配适平坦。一般来说,增加矢高可使配适变紧,降低矢高可使配适变松。深刻理解矢高对配适的影响,可以准确地把握镜片配适的评估和调整。

9. 屈光力 当基弧一定时,镜片屈光力决定前表面曲率、镜片整体形状、厚度和质量。正镜片中央比周边厚,负镜片周边比中央厚。由于基弧必须要配适角膜的弧度,因此可通过前表面曲率来获得所需要的镜片屈光力。屈光力的单位为屈光度,符号为 D。

10. 镜片厚度 镜片中央厚度(central thickness, ct)和镜片边缘厚度(edge thickness, et)对于镜片的配适效果、弯曲、操作、耐久性和配戴舒适度有非常重要的影响。镜片中央厚度通常在 0.035 ~ 0.09 mm,具体取决于镜片屈光力和整体设计。除了镜片中央厚度和边缘厚度以外,整体镜片厚度轮廓也非常重要。有时还需要考虑局部厚度,以评估局部角膜氧供情况。

11. 边缘轮廓 边缘轮廓的形状和厚度对于镜片配戴舒适度有非常重要的影响(图1-8)。理想的镜片边缘应当是平滑、渐变的。边缘轮廓设计的形状可以有很多种,目的都是尽可能减少镜片与眼睑之间的相互作用。

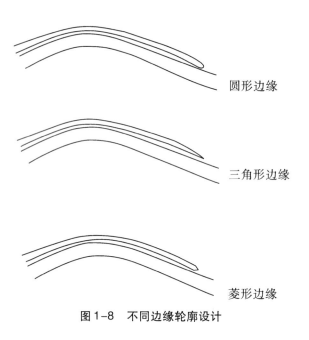

圆形边缘

三角形边缘

菱形边缘

图1-8 不同边缘轮廓设计

三、角膜接触镜的加工工艺

（一）前期工序

1. 离心浇铸工艺 离心浇铸工艺是最早用于软镜生产的加工工艺（图1-9）。1961年由前捷克斯洛伐克科学家威特勒（Otto Wichterle）发明并申请专利，后来博士伦公司购买了此项专利，并于1972年推入市场。

（1）工艺过程：该工艺是将镜片液体原料注入高速旋转的一定的模具中，注入量和旋转速度均由计算机控制，然后接受紫外线照射使其固化，形成干态镜片，再对干态镜片进行磨边和抛光处理，进入后期工艺。

镜片的前表面曲率由模具的曲率决定，镜片的后表面曲率由模具的旋转速度、材料量、材料的物理特性、聚合反应时间等因素而定。模具旋转速率越大，基弧越陡；速率越小，基弧越平。

（2）工艺特点：该工艺生产效率高，成本低，可重复性好。生产出的镜片表面光滑，质地柔软，中心厚度薄，透氧性好。镜片内曲面为非球面，恰能适应人眼角膜的形态，配戴舒适，但镜片弹性模量较低，成形性差，不易操作，矫正散光效果稍差。

2. 车削成形工艺 车削成形工艺可以用于软镜和硬镜的生产，且为现代硬镜的主要生产工艺（图1-10）。

（1）工艺过程：液体原料注入长玻璃管内，在高温下合成一根硬化的材料聚合物，再将这一根硬化的材料聚合物切成一个个纽扣形的镜片毛坯，然后将镜片毛坯放在电脑数控车床上切削，切削出镜片的前后表面、周边曲率和边缘，再对切削好的干态镜片进行磨边和抛光处理，进入后期工艺。

（2）工艺特点：该方法生产效率低，成本高，可重复性差，不适合大批量生产，但是可对不同设计、不同要求的镜片进行几乎不受限制的加工，多用于散光镜片及硬性接触镜的制作。生产出的镜片弹性模量较高，成形性好，易操作，矫正散光较好，但舒适度稍差。

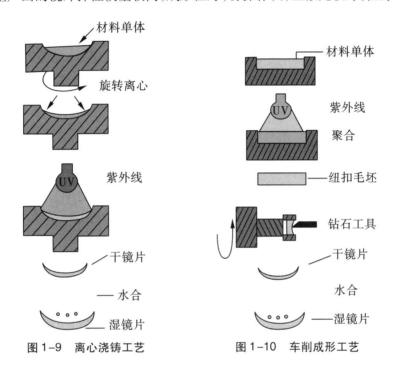

图 1-9　离心浇铸工艺　　　　图 1-10　车削成形工艺

3. 模压成形工艺

（1）工艺过程：首先根据不同的屈光度、基弧和直径设计出多套模具，将液体原料注入凹模，用凸模套入凹模进行模压，通过紫外线照射使其聚合成形，然后将凸模与凹模分离，再对干态镜片进行磨边和抛光，进入后期工艺（图 1-11）。镜片的前表面曲率由凹模的表面弧度所决定，镜片的后表面曲率由凸模的表面弧度决定。

（2）工艺特点：该工艺生产效率高，成本低、可重复性好，利于大批量生产，多数抛弃型镜片用此方法制作。该工艺生产出的镜片弹性模量大于旋转成形工艺的镜片，成形性好，易于操作，所矫正视力清晰，可矫正一定程度的低度散光，配戴较为舒适，但该镜片较厚，透氧性稍差，且强度稍差，不耐久用。

4. 稳定性软镜模压成形工艺　1981 年强生公司进入接触镜生产领域，随后购买获得接触镜生产的专利技术"稳定性软镜模压成形（SSM）"，用于生产抛弃型和频繁更换型接触镜（图 1-12）。

（1）工艺过程：稳定性软镜模压成形属于模压成形的一种，但与常规模压成形有明显不同。传统模压成形工艺在软镜生产时镜片处于干态，然后水合。水合时会将干态镜片的误差放大，从而导致生产出的镜片的参数不稳定，尤其是高含水量的镜片。稳定性软镜模压成形是在液态单体原料中加入一定的惰性稀释剂，稀释剂在聚合过程中占据了以后水合时水分子的空间，然后进行模压成形。当镜片水合时，稀释剂被水分子置换，镜片保持模压时的形态。在整个生产过程中镜片始终保持"湿态",使得镜片的膨胀系数非常小,成品参数准确。

(2)工艺特点:稳定性软镜模压成形工艺比传统模压成形工艺生产效率高,成本低,可重复性好,可用来大规模生产镜片;生产出的镜片膨胀系数非常小,参数准确,矫正视力清晰,可矫正低度散光。但是该工艺生产出的镜片较厚,透氧性和镜片强度稍差,不耐久用。所以稳定性软镜模压成形工艺主要用于生产抛弃型镜片和频繁更换型镜片。

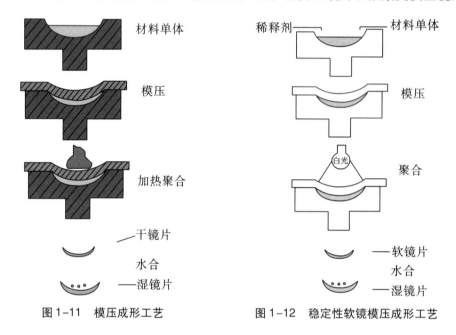

图1-11　模压成形工艺　　　　图1-12　稳定性软镜模压成形工艺

5.综合成形工艺　综合成形工艺包括旋转车削工艺和模压车削工艺。

(1)旋转车削工艺:旋转成形工艺与车削成形工艺相结合,先实施旋转成形工艺,然后用电脑数控车床切削镜片内表面,再进行抛光处理。这种方法既保持了旋转成形工艺制作镜片整体较薄,配戴舒适,透氧性好的特点,又因切削使镜片内表面光学区呈球面,配戴后矫正视力清晰,定位良好,并能矫正一定程度的散光。

(2)模压车削工艺:模压成形工艺与车削成形工艺相结合,先实施模压成形工艺,然后用电脑数控车床切削镜片表面,再进行抛光处理。这种方法既保持了模压成形工艺镜片的配戴舒适,矫正视力清晰等优点,又因切削工艺使镜片变薄强度增加,透氧性能和耐用性亦得到改善。

(二)后期工艺

接触镜在完成上述前期工序后,还必须进行后期工序,各种工艺方法的后期工序基本相同。软镜的后期工序主要包括蚀刻标记、水合、萃取、染色、品控、封口、灭菌、贴标签;硬镜的后期工序相对简单,主要包括蚀刻标记、品控、封口、灭菌、贴标签。

1.蚀刻标记　在干态镜片的外表面非光学区,通过激光、化学腐蚀、机械铸压等方法标记镜片的品牌、系列、参数(基弧、直径、度数)以及散光镜片的散光轴位等。

2.水合　将成形的干态镜片置于80~90 ℃的生理盐水中,使其按配方要求充分吸收水分。在水合过程中,镜片吸水后膨胀,所以干态镜片的尺寸一定要精确计算,从而保证水合后的镜片保持精确的参数。

3. **萃取** 把水合后的镜片置于萃取方盘的片篮中,将方盘放入 80 ~ 90 ℃ 的生理盐水水槽中,恒温静置 20 ~ 25 h。萃取可使镜片中未聚合的单体进一步聚合,并且析出可溶性的添加剂和杂质,使镜片材料更加纯净透明。

4. **染色** 加工好的镜片为无色透明的,可以不染色,也可以根据需要染上不同颜色。常用的染色方法有混染法、浸染法、共价结合法、印染法和三明治法。

5. **品控** 品控是后期工序中最为主要的工序。通常检查镜片表面质量、屈光度,抽检镜片的直径、基弧、含水量、中心厚度、边缘厚度、边缘形态等参数。车削成形镜片因为可重复性差,故应普检镜片的直径、基弧、中心厚度等参数。

6. **封口、灭菌** 品控合格的镜片放入盛有生理盐水的镜片瓶中,要求镜片瓶中的生理盐水渗透压精确,容量标准,用铝盖封口。封好的铝盖边缘平整,不能旋动,然后进行高压蒸汽灭菌。

7. **贴标签** 取出灭菌后的镜片瓶,待其冷却后粘贴标签,标签上应注明品牌、系列、产地、批号、有效期、镜片材料、含水量、直径、基弧、屈光度等资料。

知识链接

镜片前后表面的弧度设计可以分为球面设计、非球面设计和联合设计。有些镜片可以设计成中央球面和周边非球面的联合设计。由于角膜本身是个非球面,理论上非球面的镜片设计能提供更好的镜片和角膜的贴合度及更好的视觉效果,但球面设计同样也有相对应的优点。

球面设计镜片的后表面由中央光学区的球面弧和周边一个或多个更平坦的球面周边弧组成。周边弧的宽度为 1 ~ 2 mm,根据周边弧度的数量可以分为两弧设计、三弧设计和多弧设计。中央基弧加上两个周边弧是目前最常用的三弧设计,两弧设计只有一个周边弧度,常用于小直径的镜片,多弧设计常用于更大直径的镜片,多个周边弧度能使得周边弧度过渡更平缓。镜片前表面的球面设计一般为两弧设计,前表面的中央光学区为球面,比后表面光学区要大一些,周边为球面弧度。也有前表面的球面多弧设计,可以减少高度数镜片的周边厚度。

非球面设计是从镜片表面中央到周边逐渐平坦,更好地符合角膜也是非球面的特点,但是加工难度和检测难度均增加。非球面设计可以是后表面非球面、前表面非球面和双面非球面设计。

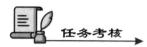

任务考核

选择题

1. 下列关于水凝胶材料的软镜,说法正确的是(　　)

　　A. 透氧性与材料的含水量呈反比　　　　B. 透氧性与材料的含水量呈正比

　　C. 含水量越低,镜片越柔软　　　　　　D. 含水量越低越容易脱水

2. 基弧是指(　　)

　　A. 角膜前表面中央光学区曲率半径　　　B. 角膜后表面中央光学区曲率半径

　　C. 镜片前表面中央光学区曲率半径　　　D. 镜片后表面中央光学区曲率半径

3. PMMA 材料的缺点是(　　)

　　A. 光学性能差　　　　　　　　　　　　B. 透氧性差

　　C. 抗沉淀性差　　　　　　　　　　　　D. 不耐用

项目二

角膜接触镜的配戴及相关检查

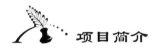 项目简介

角膜接触镜直接与配戴者的角膜接触,可对角膜、结膜的生理状态和泪膜的状况产生直接的影响,因此角膜接触镜配戴前应由眼科视光专业人员对配戴者眼部做全面的检查,决定其是否适合配戴角膜接触镜;学会配戴前合理选择配戴者,为没有禁忌证者选择合适的诊断性试戴镜并进行试戴评估,然后为配戴者制定角膜接触镜处方并定制镜片;镜片分发给配戴者后应立即对其进行镜片配戴与摘取、镜片护理和保养、复诊制度等方面的健康教育。

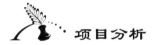 项目分析

配戴接触镜的目标,是达到安全、舒适和增视。安全是保持眼健康的前提,就是镜片配戴对角膜要产生最小的机械压力、获得最大的氧传导、尽可能充分地排出角膜代谢物。舒适,是配戴者的基本要求,要选择合适的镜片直径、镜片厚度和含水量(水凝胶软镜)。增视,是大多数接触镜配戴的主要目的,实现完全的屈光矫正。

任务一 配戴者选择

【学习目标】

①熟悉影响角膜接触镜验配的全身健康因素和眼部健康因素。②掌握如何选择合适的角膜接触镜配戴者。

一、病史询问

为配戴者选择合适的角膜接触镜是验配师的重要任务,选择适合配戴角膜接触镜的配戴者是保证配戴成功的前提。通过与配戴者的交谈和询问病史,可以了解配戴者戴镜的目的,配戴要求和其健康状况,有助于镜片和配戴方式的选择。通过了解过去配戴者的病史,可尽可能避免有关问题的发生。病史询问主要内容如下。

1. 配戴角膜接触镜的目的　如全日佩戴,体育运动,社会交流,美容目的。

2. 有无配戴过角膜接触镜　如果曾经戴过接触镜,了解镜片类型、配戴方式、护理方式、曾发生过的配戴问题。

3. 全身健康情况　如有无糖尿病,甲状腺功能异常,关节炎等。

4. 眼部病史　如有无感染、外伤或手术、青光眼、白内障等;是否有不适感(畏光、刺激等)。

5. 用药史　如有无服用安定、免疫抑制剂、阿托品类消化道药物等。

6. 原先视力矫正方式　如戴框架眼镜或是戴接触镜。

7. 工作　工作性质、工作环境和娱乐爱好。

二、影响配戴的健康因素

在选择合适的配戴者时,需要考虑的因素如下。

(一)全身健康因素

如果配戴者有全身健康问题,需要认真考虑这些问题对角膜接触镜配戴的影响,必要的时候要采取合适的治疗措施来缓解症状。常见的对角膜接触镜配戴有影响的全身健康状况有下列几种。

1. 糖尿病　糖尿病是影响多系统的全身性代谢性疾病。糖尿病患者眼角膜的主要特点是:角膜敏感性下降、容易发生角膜水肿和点状上皮染色,容易反复发生感染、溃疡且难以愈合,配戴角膜接触镜可加重上述问题。因此糖尿病患者若出现眼表并发症是接触镜配戴的禁忌证。轻度糖尿病患者如配戴接触镜,需加强临床监测,尤其谨慎验配长戴型角膜接触镜。

2. 过敏反应　一些特异体质者如哮喘患者更容易出现过敏反应。常见的变应原包括微尘、动物皮毛、花粉、食品添加剂、药物等。多功能护理液中的防腐剂也会引起眼部的一些过敏反应。对有枯草热史的、药物过敏史的、化妆品或香水过敏者要特别警惕,其很可能对接触镜护理液产生迟发性过敏反应或者发生巨乳头性结膜炎。

有过敏史的人可以配戴角膜接触镜,但是需要加强随访和护理,在早期随访中尤其需要关注过敏症状的进行性变化。

3. 关节炎　一些关节炎患者会有眼部的临床表现:如莱特尔综合征、青少年慢性关节炎、类风湿性关节炎等。这些关节炎可能导致虹膜炎急性发作,因此进行裂隙灯检查时需要特别注意眼前房的变化。类风湿性关节炎是进行性的系统性炎症,累及手、足关节,因此患者镜片戴入、取出甚至开关护理液盒子都有困难,甚至需要旁人的协助。类风湿性关节炎的眼部表现包括角结膜干燥症、角膜炎、巩膜炎等。需要眼润滑剂缓解症状。

加强随访对于这些配戴者很重要。

4.妊娠　妊娠导致内分泌系统和全身多系统的变化,也影响角膜生理和代谢。妊娠期妇女孕激素和雌激素水平升高,体重上升、需氧量增加。妊娠对眼部的影响包括泪液量减少、泪膜破裂时间缩短、眼屈光近视化、眼调节轻微下降等。由于激素水平上升导致水钠潴留,角膜也不例外,会产生水肿,角膜曲率也因此改变。

因此,如果孕妇是新戴镜者,最好建议其分娩后上述状态复原稳定后再考虑验配。如果已经是接触镜戴镜者,未必需要中止配戴,但要注意随访监测。

5.皮肤病　脂溢性皮炎、牛皮癣、神经性皮炎,以及因皮肤过敏诱发的慢性睑缘炎等,可能使眼睑肿胀感染,增加不适感;眼睑脱落的碎片可成为刺激物;睑板腺分泌异常,一方面影响泪膜的稳定性,另一方面分泌皮脂增加,使镜片变油腻。

6.甲状腺问题所致突眼　可考虑用软镜,因为突出的上下睑会使较小的硬镜移位,但戴软镜时如果瞬目率减少,瞬目不完全,将会出现镜片干燥。在给甲亢患者配镜前,一定要保证在瞬目和睡眠时轻轻启闭眼睑能完全覆盖角膜。

7.操作问题和卫生习惯　由于戴接触镜是通过手来操作的,因此当手有以下问题时,不适合配戴接触镜,如关节炎、帕金森综合征、皮肤指甲有牛皮癣等,指甲很脏的人也禁忌。据统计,戴软镜后出现角膜溃疡最主要的原因是操作过程不卫生。

（二）眼部健康因素

眼部的健康状况影响戴镜者的选择,部分人群可能不适合配戴角膜接触镜,或者需要戴用特殊的角膜接触镜。角膜接触镜的配戴对单眼患者要特别关照,要多与他们交流并进行训练,告知其可能发生的眼部急诊。角膜划伤对单眼患者来说是增加致盲可能性的事件。老年人泪液中溶菌酶的量较少,眼部感染的机会较大;同时由于老年人泪液成分的变化,会增加镜片的钙化。无晶状体患者的泪液比正常人少,容易出现蛋白沉淀。比如软性角膜接触镜由于柔软的特性虽然不易划伤角膜,但易于使泪膜中的蛋白质形成沉淀,而这些蛋白质是最好的细菌培养基,细菌容易附着在沉积蛋白的镜片上。因此,无晶状体和长戴型的软镜配戴者容易出现感染。

常见的对角膜接触镜配戴有影响的眼部健康情况包括:①眼部过敏症。②活动性眼病,一般需要在眼病消退后才考虑验配。③对眼部感染的易感性。④干眼:干眼可造成角膜的干燥和损伤,降低角膜的局部抵抗力,增加感染的风险。还会使接触镜因缺乏泪液的润滑作用而降低配戴者的戴镜舒适度,造成耐受性下降。⑤结膜水肿和充血:对于存在一些眼部健康状况,但仍适合配戴角膜接触镜的配戴者,最好配戴高 Dk 的 RGP 镜片或者日抛型软镜。根据具体情况选择合适的护理液,尽量避免使用含防腐剂的护理液,且需要加强随访。

（三）药　物

角膜接触镜配戴者有无服用药物。一些全身性的药物有眼部的副作用。服用某些药物时可能不适合配戴角膜接触镜,而有些情况下则需要改变镜片配适、戴镜方式或镜片护理方式。有些药物特别是眼部用药的一些成分会被水凝胶软镜所吸收。

1.全身性用药　一些全身性用药如利尿剂、β 受体阻滞剂有眼部副作用,治疗消化道溃疡的药物(托品类)会减少泪液分泌;避孕药除影响泪液成分外,还会使软镜迅速覆盖上蛋白沉淀;安定和其他镇静药对角膜和泪膜虽无直接作用,但服用该类药的焦虑患者也较难配镜。

2.眼部用药　眼部用药的剂型包括眼药膏、眼药水、乳剂、洗剂等。眼药膏黏性较高,其活性成分被眼组织吸收较慢,如果黏附在镜片表面,会影响镜片的湿润性,干扰视觉。从剂型上来说,眼药水与其他几种剂型相比,更容易被软镜吸收,但眼药水停留的时间较其他几种剂型短。如果配戴者泪液量、泪流速度正常的话,在滴用眼药水 1 h 之后可被引流干净,可以戴镜。乳剂、洗剂等用于眼睑皮肤,容易沾染在镜片上,注意戴前清洗眼睑皮肤和手。

(四)卫生习惯和依从性

卫生习惯不良也是角膜接触镜的大敌。据调查,卫生习惯不良是造成戴镜后角膜病发生最常见的因素之一。由于某些镜片的机械压迫或缺氧,会使角膜产生点状微损伤,这时如果镜片受污染或结膜感染,细菌便会侵入,可能发生角膜溃疡。最常见的污染源是脏手和潮湿的储存盒,这些还会有绿脓杆菌生长。

(五)职业需求

很多职业不适合选择角膜接触镜作为矫正视力的器具,如从事电焊、煤矿、建筑,喷漆或钻探的人们,因为这些工作环境中有射线、灰尘、高速异物、蒸气或烟尘,常会损害角膜的完整性。配戴者的手部状况也是判断其是否适合戴镜的依据,很多工人如管道工、家具油漆工、汽车机械工等,他们的手无法保持干净,即使洗净时,其手掌、指甲沟仍有尘土和油腻,皮肤粗糙坚硬,很容易污染或损坏镜片。

(六)屈光因素

1.高度屈光不正　4.00 D 以上的屈光不正,角膜接触的度数与框架眼镜度数不一致,需要进行顶点距离效应换算。若为高度远视,正镜片中心较厚,需要用 Dk 值较高的材料、特殊的设计来增加镜片的氧传导性,减少缺氧对眼生理的影响。

2.进展性近视　进展性近视的配戴者需要经常更换处方,也需要更经常地进行随访。

3.高度散光　当散光在 0.75 D 以上时,往往需要矫正。高度散光者和高度屈光不正者对于小量的残余散光耐受程度往往较好。

4.圆锥角膜　难以用框架眼镜进行矫正,电脑验光也不能提供准确的测量。用角膜地形图可以获得比较准确的角膜信息,为接触镜矫正提供依据,软镜对圆锥角膜的矫正效果不佳,可选择 RGP 镜片。

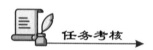
任务考核

一、选择题

1.下列哪种配戴者最适合配戴软性接触镜(　　　)
　　A.控制近视发展　　　　　　　　　　　B.不规则散光

  C.高度散光   D.运动

2.下面可以考虑配戴接触镜的情况是(   )

  A.角膜上皮损伤   B.糖尿病血糖控制不良

  C.严重泪液分泌不足   D.结膜少许乳头滤泡增生

二、思考题

1.举例说明哪些患者不适合配戴角膜接触镜?

2.如何进行配戴者选择?

任务二 | 眼科检查

【学习目标】

  ①掌握裂隙灯显微镜的检查方法及结果分析。②掌握泪膜检查方法及结果分析。③熟悉眼部参数的测量。

  接触镜验配是一个严格而又科学的医疗过程,配戴前必须了解配戴者的一般健康状况,对眼部有关组织做全面的检查和评价、检测视力、精确验光。这样才能有助于科学地确定镜片类型、配戴方式和护理系统,对配戴后的效果有更高的预见性。

  角膜接触镜直接与配戴者的角膜接触,可对角膜、结膜的生理状态和泪膜的状况产生直接的影响,因此角膜接触镜的验配必须规范。配戴前应由眼科视光专业人员对配戴者眼部做全面的检查,以决定其是否适合配戴角膜接触镜。

  问诊结束后,即开始进行眼部常规检查。角膜接触镜配戴前的眼部常规检查主要是用裂隙灯显微镜对眼部健康状态进行评价。

一、裂隙灯显微镜

(一)裂隙灯显微镜的结构

  裂隙灯包括机械支持部分、观察部分和照明部分。裂隙灯显微镜的观察部分具有从低倍、中倍到高倍不同的放大率,是双目观察系统,具有容易深度判断的优势。低倍放大率(7×~10×)用于观察眼睛的大体结构,中倍放大率(20×~25×)用于观察分层结构,高倍放大率(30×~40×)用于观察细节。放大倍数越低,观察视野越大;放大倍数越高,观察越细微。

  熟悉地应用不同的照明方法,结合不同的放大率,可以观察眼睛不同的结构和病变特征。裂隙灯的照明源采用裂隙光源,可调整宽度、高度、亮度和轴向。

(二)裂隙灯显微镜的基本使用方法

常见的裂隙灯显微镜的照明方法如下。

1. 弥散照明法　是检查眼前部的大致情况,如眼睑、结膜等,也是检查角膜大体水肿的最好方法,将宽光束对在角膜周边,使角膜水肿面在角膜中央呈现为灰色。

2. 后照明法　利用漫反射表面作为检查其前面结构的第二光源。例如,虹膜或眼底返回的光束照亮角膜,直接光束应偏向一边,不要直接落在被检查的目标上,该方法检查角膜上皮的微囊水肿效果最好。

3. 直接照明法(直接对焦法)　将致密光束直接照在观察系统对焦的部位,它可以精确判断病灶的深度,并通过高倍放大作用,观察镜片下方角膜的情况,如上皮点状角膜炎、糜烂、划痕、溃疡,能发现镜片划痕,边缘缺损等。直接照明法还可以检查晶状体的情况。

4. 镜面反射法　是较难掌握的方法,该法利用组织表面的镜面反射功能以观察角膜内皮细胞。操作时,照明光路与观察光路的夹角很重要,只能单眼看,用高倍放大率把焦点聚在内皮上,同时调整裂隙灯的角度,这样就可以检查内皮细胞的形状、大小和数量。

眼前段裂隙灯显微镜检查的基本流程:眼睑——结膜(球结膜、睑结膜)——角巩缘——角膜——泪膜——前房——虹膜——晶状体。

二、眼前段健康检查

1. 眼睑检查　观察眼睑的松紧度,检查睑缘是否正常,有无内翻、倒睫及睑畸形,检查睑裂的大小。

2. 泪器的一般检查　观察上、下泪点的位置是否正常,挤压泪囊区有无分泌物溢出,以排除慢性泪囊炎与泪道阻塞。

3. 眼表检查　眼表检查包括结膜和角膜的一般检查。

(1)睑结膜:翻转上、下眼睑检查睑结膜是否充血,乳头、滤泡增生的程度,有无结膜结石和结膜瘢痕,睑结膜血管行径清楚与否等。

(2)球结膜:检查球结膜充血与否,有无结膜增生,有无翼状胬肉形成等。

4. 角膜的一般检查　检查角膜直径,在肉眼或裂隙灯下观察角膜的弯曲度;观察角膜上皮是否完整,有无浅层点状角膜炎、角膜基质炎、角膜云翳和角膜后沉淀物(KP)等;观察角膜有无新生血管。

5. 前房检查

(1)前房深度:一般用集合光线由正前方观察,估计角膜中心的后面与瞳孔缘部虹膜表面间的距离,正常前房深度为 2.5～3.0 mm(中央部)。

(2)房水:观察房水有无混浊,有无浮游细胞。如房水混浊,裂隙灯检查出现房水闪光(Tyndall 现象)。

6. 虹膜检查　观察虹膜的色泽与纹理是否正常,有无脱色素或萎缩,有无前后粘连、有无新生血管和虹膜震颤等。

7. 瞳孔检查　检查瞳孔的位置、大小与形状,特别注意瞳孔在光线较暗时的大小,这对角膜接触镜光区大小的选择及某些色觉异常的解释有参考意义。观察瞳孔对光反应。

8. 晶状体检查　检查晶状体的位置、透明度,特别注意其形状。

三、泪膜检查及评价

泪膜状况对于软性角膜接触镜配戴的成功与否有很重要的意义,泪膜检查的主要目的是要了解被检者的泪膜状况,排除不适合配戴角膜接触镜者或为选择合适的试戴镜片提供参考。

1. 泪膜破裂时间检查　泪膜破裂时间(BUT)反映的是泪膜的稳定性。检查时需要在眼内滴入荧光素钠,在裂隙灯下进行观察。在开始检查时让被检者充分眨眼,然后停止,开始计时。当发现泪膜上出现黑点或条纹时说明完整的泪膜开始破裂。正常的泪膜破裂时间范围为 $10 \sim 40$ s,10 s 以下提示泪膜异常。

2. Schirmer 试验　应用一种特殊的滤纸条来评估泪液的分泌量。将滤纸条置于下眼睑缘,如果在 5 min 内纸条湿润长度为 5 mm 以上,属于正常;低于 5 mm 则属可疑眼干燥症。有时在检查时滴用表面麻醉药,称为 Schirmer 试验Ⅱ,此时正常值在 10 mm 以上。

3. 非侵犯性泪膜破裂时间　非侵犯性泪膜破裂时间(NIBUT)可避免滴用荧光素钠引起的人为干扰的假象。应用弥散照明在裂隙灯下或者用泪液镜进行观察。用裂隙灯的缺点是光源会产热导致泪膜蒸发。而泪膜镜多用冷光源,能够进行更加真实的评估。

4. 泪液变薄时间　泪液变薄时间(TTT)是 NIBUT 方法的变异,采用角膜曲率计进行观察,在瞬目间隙,如果角膜曲率计视标开始出现变形,记录所需要的时间。这种变化是由泪膜层的变化引起的。

5. 泪棱镜高度　在下眼睑边缘存在泪液的贮存库,在瞬目时上睑使泪膜在眼表得到分布。泪膜的厚度取决于泪液蒸发、泪液内各种成分的弥散系数和泪液量。泪棱镜高度在 $0.1 \sim 0.3$ mm,在 0.1 mm 以下提示眼干燥症。使用裂隙灯观察下睑缘内的泪新月,如缺陷,说明泪量分泌不足。

需要说明的是,没有一种方法能够评估泪膜的各种指标,临床上需要应用一系列检测组合进行评估。

四、眼部参数测量

角膜接触镜配戴前测量的主要目的是为选择合适的试戴镜片提供参考。眼部参数主要包括角膜曲率、角膜直径、瞳孔直径等;睑裂大小、眼睑张力、瞬目的频率和类型等。

1. 角膜曲率　角膜中央曲率可以用角膜曲率计进行测量,测量的准确性取决于适当的仪器校准、准确的目镜调整和调焦。通过对三次测量获得的 K 读数进行平均取值,精确度可以达到 0.02 mm。角膜曲率计只是测量角膜中央 3 mm 范围的曲率,如果要测量比较周边部位的角膜曲率,可以用角膜镜或角膜地形图仪进行测量。角膜散光和眼内散光的规则性和数量对镜片的设计和生产有重要的影响。有时候,等效球镜就能够获得比较满意的矫正视力。但是根据 4∶1 原则,当柱镜数值超过球镜的1/4时,需要考虑矫正。角膜曲率的测量具有以下作用。

(1)作为镜片基弧选择的参考;利用角膜曲率计或角膜地形图仪可检测角膜前表面曲率半径,以毫米为单位。角膜接触镜的验配,通常是将垂直和水平的曲率半径相加除以 2,得平均值,再根据不同镜片的特性增加 $5\% \sim 10\%$ 的角膜曲率半径值,即为所选用角膜接触镜镜片的基弧。

（2）估算配戴者角膜散光度数：角膜散光的计算方法有两种：①角膜散光＝（强主子午线的曲率半径−弱子午线的曲率半径）×5，轴位同弱子午线。②角膜散光＝弱主子午线的屈光度−强主子午线的屈光度，轴位同弱主子午线。

（3）发现和检查角膜的形态，如角膜不规则散光、角膜瘢痕等。还可用于测量泪膜破裂时间。

2.角膜和瞳孔直径　角膜直径包括水平直径和垂直直径，这有助于确定所需镜片的直径。角膜直径的测量可以用毫米尺，经过瞳孔中央，由一侧角巩缘量到对侧角巩缘。但是实际测量时由于角膜和巩膜交界移行区难以判断，所以实际测量的往往是可见虹膜横径（HVID）和可见虹膜纵径（VVID）（图2-1）。

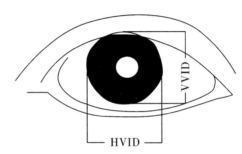

图2-1　可见虹膜横径（HVID）和可见虹膜纵径（VVID）

测量瞳孔直径时也可以用毫米尺，最好在较暗的照明下进行，以避免后光学区直径（BOZD）小于瞳孔直径而出现的视觉干扰和视野受限（入瞳直径比解剖直径大约大13%）。但是照明降低会增加测量难度，尤其对于中国人深色虹膜而言。

3.眼睑特征评估　眼睑在接触镜配适中起着非常重要的作用。不同的人种，眼睑的特征也存在明显的差异。如白种人和亚洲人之间，眼睑的张力、睑裂高度等都有很大的差异。亚洲人的睑裂尺寸和形状都偏小，内眦、外眦部的睑间角比较锐利。评估眼睑张力没有很理想的客观方法，现在多采用主观的方法进行估算。

五、视光学检查

1.验光的目的　在配戴者初诊和随访检查中，验光必不可少。验光的目的有以下几种：①确定就诊者是否适合配戴接触镜；②有助于接触镜类型的合理选择；③确定接触镜的度数等。

2.验光方法　验光分为客观验光和主观验光，在验光过程中，两种方法缺一不可。一般来说，通过客观验光以初步了解屈光状态，提供基础数据，再经过主观验光对其进行精确，最后再经综合调整确定最终处方。有经验的验配师，通常花较短的时间进行客观验光，而要花较长的时间进行主观验光和精细调整。

（1）客观验光：包括电脑验光和检影验光。电脑是一种快速、简捷的屈光普查方法，由于人眼的生理变化，用电脑验光时，一定要考虑人眼的调节作用。检影验光是传统的验光方法，需要经验和技能，用检影验光，要注意配戴者的配合，视标和照明的标准化。

（2）主观验光：验光程序中最关键的部分，因为对视力的要求和满意度取决于配戴者的主观愿望和主观满意程度。主观验光仪器主要有综合验光仪和试镜箱。通过规范验光，可以从屈光因素确定配戴者是否适合配戴角膜接触镜，并有助于选择镜片的种类，确定所需镜片的光学处方。在验光过程中需要考虑的因素有顶点距离、调节和辐辏等影响因素。

（3）戴镜验光：接触镜验配过程中重要的步骤。通过戴镜验光可以确认所需镜片的最终度数、镜片的配适状态等。戴镜验光在硬镜的验配中尤为重要。

六、角膜接触镜镜片的检查

根据处方定制的角膜接触镜镜片回来以后，应进行以下检查。

1. **度数检查** 对成品镜片，必要时还应进行核查。利用焦度计（lensmeter）检测镜片度数、投影像是否散射、光学中心是否与镜片中心相一致。为减少镜片水分的丢失，应尽快操作。

2. **基弧的测定** 软镜的基弧测定相对较困难，用曲率半径测定仪进行测量。

3. **直径的测定** 用 V 形规、放大镜等测量镜片直径。

4. **边缘部、接合部的检查** 边缘部、接合部成形的状况不仅关系到戴用的舒适感，而且对角膜接触镜的移动度、静止位置和泪液交换也有影响。

七、镜片材料的合理选择

材料特征影响接触镜设计，尤其是软镜设计。对于 RGP 镜片来说，一些材料特征如材料度在验配散光角膜时影响材料表面的湿润性、对泪液蛋白的吸附能力、使蛋白变性的能力、亲脂性和对泪膜完整性的影响等。这两类性质之间有时会存在一定的矛盾。如 RGP 材料中，为获得更好的 Dk 值，往往要增加硅的含量。但是硅的含量增加的同时，会降低镜片表面湿润性，同时增加表面电荷量，吸附泪液蛋白，使镜片表面蛋白沉淀增加。

1. **水凝胶软镜** 软镜占据当前全球接触镜市场的 80% 以上。最早的软镜材料为 HEMA，是捷克斯洛伐克科学家 Otto Wichterle 教授于 1954 年开发出的一种亲水性（含水量 38.6%）高分子聚合物，对营养物质和代谢物有一定的通透性。经过不断改进，该材料制成角膜接触镜成功问世，并获得专利。Wichterle 教授还发明了接触镜的旋转成形自动化生产线。Wichterle 教授开发的旋转成形生产技术、镜片材料和设计引起了美国产业界的兴趣，美国博士伦公司购买了这些专利并开始了大规模的商业化运作并于 1972 年进入市场。

随着人们对角膜接触镜连续配戴的追求，科学家们试图通过增加镜片含水量来提高氧的通透性，也开发出了其他不同类型的软镜材料，包括含水量高达 71% 的材料。由于其分子结构与 HEMA 材料不同，其被统称为非 HEMA 材料。

软镜的出现使接触镜进入了迅速普及发展的新纪元，配戴人数迅速增加。但是随之而来的对镜片配戴的误解和使用不当导致了临床并发症的不断出现，这也促使人们在新材料开发、配戴方式的更换周期上进行了更多的改进，实现安全、健康的配戴。

2. **硅水凝胶软镜** 硅水凝胶是一类独特的接触镜材料。根据物理特性，其属于软镜类,但不同于普通的水凝胶软镜。硅胶弹性体不含水,因此在某些方面它又与硬镜材料有些相似。

硅材料高度通透氧和二氧化碳,因此其对角膜呼吸干扰很少。不过,硅材料的疏水性也增加了制作上的难度,必须经过处理才能舒适配戴。由于提高表面湿润性相当困难,水凝胶软镜在20世纪50年代后期问世后很少有大的进展出现。直至20世纪90年代,新技术的发展使得硅与水凝胶材料获得稳定的结合,形成硅水凝胶材料。这种材料既保持了硅高透氧的特点,又兼备水凝胶材料亲水的优势,显著改善了材料的湿润性,在美国等国获批可连续配戴30 d。

3. RGP 镜片　RGP 材料是一类兼备硬性和透氧性的接触镜的总称。理想的接触镜材料,近似地相当于 PMMA 加上较高的透氧性。因此最早是将高透氧的硅材料加入PMMA 结构中,这种材料被称为硅胶丙烯酸酯。后来出现的氟硅胶丙烯酸酯改善了硅胶丙烯酸酯表面因硅含量较高导致的湿润性差和容易形成蛋白沉淀的缺点。

就其对角膜的健康来讲,硬性透气性镜片是目前最好的镜片,而且其光学性能好,矫正散光的效果佳。但是 RGP 镜片的验配需要验配师掌握更多的临床验配知识和技能,需要配戴者有一定的素质和理解能力,才能成功验配。

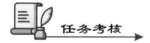

思考题

1. 观察角膜细节最好的裂隙灯照明方法是什么?

2. 眼前段裂隙灯检查的顺序是什么?

任务三　镜片参数的合理选择

【学习目标】

①掌握镜片参数和眼镜之间的关系。②熟悉正确的选择镜片参数的原则。

接触镜配戴的目标,是要达到安全、舒适和增视。安全是保持眼健康的前提,就是镜片配戴对角膜要产生最小的机械压力、获得最大的氧传导、尽可能充分地排出角膜代谢物。舒适,是配戴者的基本要求,要选择合适的镜片直径、镜片厚度和含水量(水凝胶软镜)。增视,是大多数接触镜配戴的主要目的,即要实现完全的屈光矫正,并有合理的中央光学区直径。

验配过程中需要选择确定的镜片参数,对于普通球镜,主要是基弧、镜片度数、直径(总直径和光学区直径)等几个主要参数。

一、基弧

中央光学区的后表面曲率即基弧,可用屈光度(diopter,D)作为单位来表示,也可用曲率半径以毫米(mm)作为单位来表示。二者之间的换算可用附录表进行查询。临床上用曲率半径表示更为方便。因为材料较软,容易贴服到角膜表面,因此软镜的基弧级数较少,常见的基弧数值为 8.3、8.4、8.6、8.8 mm 等。硬镜材料较硬,和角膜之间形成具有光学效用的泪液镜,因此对基弧的精确程度要求更高,一般是 0.05 ~ 0.10 mm 为一个级差。

基弧和角膜曲率之间的配适关系,包括匹配、平坦和陡峭 3 种情况。由于验配时需要保持镜片有一定的活动度,以促进泪液交换,所以软镜基弧一般要比角膜前表面曲率平坦 0.4 ~ 0.8 mm,具体因镜片厚度而有所差异。硬镜的基弧与角膜曲率之间的关系则相对较复杂,和镜片直径、角膜散光量等都有关系。详细内容可参阅项目四相关内容。

二、总直径

镜片的总直径根据角膜直径(一般用 HVID 来表示)来确定。由于软镜需要覆盖整个角膜,而人眼角膜直径均值为 11 ~ 12 mm,加上镜片需要有至少 1 mm 的运动度,因此软镜直径至少要达到 13.6 mm,通常为 14.0 mm。硬镜直径则相对较小,范围在 8.0 ~ 10.0 mm,且和镜片种类相关。如普通球镜 RGP 镜片的总直径为 8.8 ~ 9.2 mm,非球面和环曲面设计的 RGP 镜片直径通常为 9.0 mm,而角膜塑形镜则较大,多为 10.0 ~ 10.6 mm,而有些特殊设计的 RGP 镜片则较小,如圆锥角膜镜直径通常为 8.0 ~ 8.9 mm。

三、光学区直径

中央光学区为外界光线进入瞳孔的镜片中央区域,镜片光学区应该在不同的光线条件下都能完全覆盖角膜光学区,避免出现眩光现象,这一点对于总直径较小的硬镜尤其重要。镜片光学区直径大小取决于瞳孔直径,它比瞳孔直径大,一般来说在暗处时人眼瞳孔直径为 4 ~ 6 mm,考虑到镜片的实际移动度为 1.0 ~ 1.5 mm,所以 RGP 中央光学区直径为 7.0 ~ 9.0 mm。

四、镜片度数

由于顶点距离的存在,要保持相同的矫正效果,角膜接触镜的度数与框架眼镜即验光度数有所差异,而且度数越高这种差异越明显。一般来说,当验光度数在 ±4.00 D 及以上时,这种差异在临床上会产生有意义的影响。接触镜后顶点度数和框架眼镜后顶点度数(即验光度数)之间的关系是

$$F = P/(1 - dP)$$

其中 F 为接触镜的度数,P 为具有相同矫正效果的框架眼镜即验光处方的度数,d 为顶点距离,以 m 为单位。对于白种人来说,顶点距离一般为 14 mm,对于亚洲人来说,顶点距离一般为 12 mm。

根据上述表达式,对于近视眼,配戴的接触镜度数比产生同样矫正效果的框架眼镜

的度数小,而远视眼则相反。球性软镜度数的确定,是根据验光处方的等效球镜量进行换算,例如,验光处方为−4.50 DS−0.50 DC×180,等效球镜为−4.75 D,选择球性软镜的度数为−4.50 D。散光镜片和 RGP 镜片的度数确定,则有所不同,具体参阅本书相关内容,但顶点距离效应的转换原则是一样的。

五、厚度

镜片的厚度对于配戴的安全性和舒适度都有非常重要的影响。镜片厚度是大点好还是小点好? 这时需要考虑如下内容:厚度与镜片氧传导性;厚度与镜片运动度相关;厚度与保水的关系;厚度与机械活动的关系;厚度与角膜散光矫正的关系。

临床验配时,验配师并不需要精确计算所需镜片的厚度,而是根据上述的因素,结合镜片度数、配戴方式、更换周期、耐用性、操作等因素,大致确定厚度的范围。如对于软性负球镜。超薄镜片中央厚度在 0.06 mm 以下时,薄镜片中央厚度在 0.06 ~ 0.10 mm,标准厚度镜片中央度在 0.10 ~ 0.15 mm,而较少见的厚镜片则超过 0.15 mm。

六、其他参数

其他的镜片参数,包括材料、含水量(水凝胶软镜)、厚度等,在一定情况下也常是验配师需进行选择的。这些参数从可供选择的范围中进行挑选。如配戴者需要比较高的角膜氧供,则选择高 Dk 的材料,如是配戴水凝胶软镜,则要选择含水量较高的材料。

含水量的意义对于水凝胶软镜和硅水凝胶材料有所不同。水凝胶软镜含水量越高,材料透氧性越好。而硅水凝胶材料的透氧性来源于硅,所以水的含量越少,硅的含量就越高,透氧率也越高。

薄镜片不容易保水,因为镜片更趋于跟角膜形状相一致,镜片移动度减少。虽然薄镜片提高了透气性,但由于减少的移动度使角膜上皮代谢产物排出减少,影响角膜的生理代谢功能和镜片配戴的总体效果。所以在临床实践中对镜片厚度的选择要综合权衡。镜片脱水除与镜片含水量、厚度相关外,与温度、pH、渗透压和蒸发性都有一定的关系。

镜片边缘和周边的选择也是影响配适效果的重要因素,在 RGP 镜片中尤其重要。

七、各种设计参数的综合考虑

镜片是各种设计参数、材料参数等的综合产物,各参数相互作用、相互影响。例如,镜片基弧变平坦会增加镜片的活动度,而增大镜片直径会减少活动度。这种参数的调整关系直接体现在矢高的变化上。对于软镜来说,直径 0.5 mm 的变化相当于基弧 0.3 mm 的配适效果的变化。比如,直径增加 0.5 mm,如果要保持整体配适效果不变,基弧要平坦 0.3 mm。

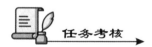

思考题

1. 如何确定软镜基弧?

2. 如何考虑选择软镜的厚度?

任务四　配戴方式的选择

【学习目标】
①掌握各种配戴方式的特点。②熟悉选择配戴方式和配戴计划的方法。

角膜接触镜附着于角膜表面将不同程度地影响角膜的氧供和其他生理代谢,使眼睛的防御机能下降,导致角膜水肿及上皮细胞脱落。泪液中的蛋白质、脂质和无机盐可黏附在镜片上,成为真菌、细菌和其他微生物的培养基,增加眼部感染的概率。当镜片在角膜表面移动时,可破坏泪膜结构,使泪膜破裂时间缩短,产生干燥及异物感。因此,角膜接触镜配戴方式的选择应综合考虑配戴者的眼部生理状况、职业特征及其他需求,根据镜片材料特性等因素选择最适宜的配戴方式,争取最大限度地减少配戴眼的不适感及并发症的发生。

一、配戴方式的分类及特点

佩戴方式主要指角膜接触镜一次持续配戴的时间。

1. **日戴**　日戴指配戴者睁眼时配戴镜片,配戴时间每日不超过 16 h。日戴方式避免了过夜配戴可出现移位、角膜缺氧等情况的发生,减少了镜片沉淀物的聚积。但日戴方式取戴不方便,操作烦琐,也增加对护理液过敏的机会。

2. **弹性配戴**　弹性配戴(flexible wear,FW)指配戴者偶尔戴着镜片睡觉或过夜,但每周不超过两夜(不连续)。该配戴方式可以灵活掌握,比较方便。但过夜配戴时仍存在镜片移位、角膜氧供减少等缺点。角膜氧供主要来源于睑结膜血管和角膜缘血管,角膜表面氧分压水平下降为7%左右,通常认为生理氧临界值为6%;过夜配戴角膜接触镜致氧供减少,配戴软镜闭眼时角膜前的氧分压水平下降为4%,配戴 RCP 接触镜在闭眼时角膜前氧分压水平下降为6%。

3. **长戴**　长戴(extended wear,EW)指配戴者无论是在白天还是在晚上,在睁眼还是闭眼下,均戴角膜接触镜,持续数日后才取下,一般不超过 7 天 6 夜。该配戴方式省去了每天取戴及护理,非常方便,减少了对护理液过敏的概率,镜片更新快,视觉效果好。但该配戴方式比日戴、弹性配戴的并发症明显增多,增加了与接触镜相关并发症的发生率。

4. **连续配戴(continuous wear,CW)**　近几年,新型镜片材料及制作工艺发展迅速,Focus Night & Day 软镜镜片的 Dk/L 值达到 175(cm×mLO$_2$)/(s×mL×mmHg),pure vision 软镜镜片 Dk/L 值达到 110(cm×mLO$_2$)/(s×mL×mmHg),日本的 Menicon Z RGP 镜片(Dk/L 值达 189(cm×mLO$_2$)/(s×mL×mmHg)),都获得了可以连续配戴 30 天的 FDA 认证,这些镜片现均已进入我国市场。这种连续配戴 30 d 的配戴方式,本质上仍是长戴方

式,该配戴方仅限于以上几种新型材料的镜片,其中 Menicon I RGP 镜片在我国只获准长戴 7 天 6 夜。

但是,这些新型长戴型镜片的临床应用时间尚短,使用者较少,其安全和舒适性值得关注。除非有特殊用途,配戴接触者最好采取日戴方式,尽量避免其他方式。

二、指导配戴者选择配戴方式

1.日戴方式　目前日戴方式相对于其他配戴方式是最安全的,大多数配戴者在一般情况下适宜选择日戴方式。临床统计发现,无论接触镜的材料类型如何,无论接触镜是抛弃型还是定期更换型或是传统型,长戴者患接触镜相关性感染性角膜溃疡率明显高于日戴者。

2.弹性配戴及长戴/连续配戴方式　临床上需要配戴治疗性接触镜者,常采用弹性配戴或长戴/连续配戴方式;而需要配戴接触镜但缺乏戴镜操作能力者,如关节活动障碍的老年人、父母操作困难的婴幼儿配戴者等也可选用该种配戴方式;医护人员、军人等因职业需要者,以及某些为了方便要求长戴或连续配戴者也可采用长戴、连续配戴或弹性配戴方式。但要告知其长戴、连续配戴存在的风险,一般情况下长戴时间不应超过 7 天 6 夜。新型高透氧的 RGP 镜片或硅水凝胶镜片连续配戴不应超过 30 d。如有需要,可取出镜片清洗休息一晚,再重新开始配戴。

在条件许可的情况下,应尽量采用日戴方式。

三、配戴计划

1.日戴

(1)日戴 RGP 镜片:第一天戴镜应控制在 3 ~ 4 h,以后每天可延长 1 h,适应性差者,可在数日内不延长戴用时间,待适应后,再按规律延长戴镜时间。一般在 2 周左右可达到终日戴镜,注意每日戴镜时间不能超过 16 ~ 18 h 。

(2)日戴软镜:第一天戴镜 4 ~ 6 h,以后每天延长 2 h。首次复查之前每日戴镜不超过 12 h。日戴方式的复查一般为戴镜 1 ~ 2 周、1 个月,之后每 3 个月定期复查。

2.弹性配戴　屈光矫正目的的配戴者在适应日戴后,可根据需要偶尔戴镜过夜;治疗目的的配戴者,要根据治疗的需要时间配戴。

3.长戴和连续配戴　无晶状体眼的长时间连续戴用方法:首先进行 3 ~ 5 d 或一周的日戴观察,确认配适良好,无明显不适症状及不良反应后,进入长戴程序。第一次戴镜 24 h 复查,若无阳性体征,可试行一周连续戴镜,可在连续戴镜后的第 2 ~ 3 天复查一次,然后一周后再复查。一周后配戴者的主诉会明显减少,但接触镜矫正度数往往会有改变,必要时应更换镜片。一周复查若无眼部阳性体征,以后可每隔 2 周复查一次。连续 2 次复查无异常者,可允许连续一个月配戴,以后每个月定期复查。

近视、远视眼的长时间连续配戴:第一天戴用 6 ~ 8 h,如无不适,以后每日延长 2 ~ 4 h。第一周每日最好不超过 16 h,第一周定期复查后,无异常者可延长戴镜到 24 h 后复查。第二周复查无异常者可开始 2 ~ 3 d 的连续戴用,持续 2 周后再复查,无异常者可试行一周连续戴用,但必须每个月定期复查一次。

长戴者选用高透氧抛弃型镜片可减少镜片护理程序,并可明显减少眼部并发症的发生。长戴者定期接受复查非常必要,平时有任何异常应立即到医院检查。不遵从医嘱、依从性不佳者不能采用长戴方式。

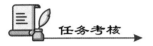

思考题

1. 为什么说日戴是比较安全的配戴方式?

2. 角膜接触镜配戴方式有哪些?

任务五　更换周期的选择

【学习目标】

①掌握角膜接触镜更换周期及特点。②熟悉影响角膜接触镜更换周期的因素。

由于眼部组织的排异反应,角膜接触镜表面在配戴 15 s 左右即形成完整的黏液性生物膜。生物膜的极性导致镜片表面蛋白质、脂质、无机盐的沉淀。30 min 后即可形成光学显微镜可见的沉淀物。许多研究表明:角膜接触镜的许多并发症都与镜片表面沉淀物有关。通过定期更换及清洁镜片,减少镜片表面的沉淀物,能提高接触镜的清晰度,增加配戴舒适度与安全性能。即使完全按照护理标准使用,蛋白沉积物亦不能完全清除。如果条件允许,最好还是使用频繁更换型或抛弃型隐形眼镜,配戴的时间越短越健康已经成为共识。

一、镜片的更换周期及特点

更换周期是指镜片自启用至抛弃的时限。不同材料的角膜接触镜更换周期不同,同一材料类型的角膜接触镜更换周期并不是绝对相同的,要根据镜片情况而定,如有破损,虽然未到规定的使用期限,也必须更换。镜片的更换周期分类如下。

1. 传统型　通常更换周期超过 3 个月以上。软镜多为 1 年,RGP 镜片为 1~2 年。为了保证配戴眼的健康,各种镜片都不能超期配戴,传统镜片的更换周期日益缩短。不同材质类型镜片的更换周期各不相同:硬镜(PMMA)可使用好几年。高透氧硬镜(RGP 接触镜)可用 1~2 年,传统软镜更换周期通常为 6 个月到 1 年。

2. 频繁更换型　更换周期超过 2 周,但不超过 3 个月。

3. 抛弃型　镜片作为一次性使用的医疗器具,不用或简化镜片的护理保养,更换周期不超过 2 周。目前在我国通常将每两周、每周、每日更换的镜片统称作抛弃型镜片。

(1)抛弃型镜片的优点:①方便,不用护理镜片。②安全,减少了沉淀物及病原微生物污染的概率,降低了镜片微小损伤的概率,不使用护理产品,防止了因护理产品过敏引起的不良反应。③镜片更新快,能有效防止镜片沉淀物聚积及镜片老化,矫正视力好。

(2)抛弃型镜片的缺点:①价格超过传统镜片,花费高。②配戴者可能超期配戴。③抛弃型镜片强度较差,在更换周期内可能出现自行破损。④安全性和舒适性值得关注,周抛镜片长戴过夜,发生角膜损伤的危险性远远高于日间戴用者。

二、影响角膜接触镜更换周期的因素

接触镜的更换周期受很多因素的影响,如镜片的材料、加工工艺、护理因素、配戴者环境因素及个人因素等。因此,验配人员应根据不同的镜片,帮助配戴者制订合理的更换周期。

1. 镜片自身因素　镜片材料的强度、可塑性、弹性模量、亲水性、极性等与镜片更换周期有关。

(1)材料强度:一般用材料的强度来评估镜片的耐久性,强度越差的聚合物所做成的镜片寿命越短,更换周期也越短。镜片的材料老化时,可塑性会逐渐下降,会影响配戴的舒适感。可塑性强的镜片弹性模量差,抗变形能力就差,更换周期相对较短;相反,可塑性差的镜片弹性模量强,抵抗变形能力就强,更换周期相对较长,但戴镜后不够舒适。

(2)材料亲水性:镜片的亲水性常用含水量百分率来评估。含水量高的镜片强度较差,易于损坏,含水量38%的HEMA日戴镜片平均更换周期为3~6个月;普通低含水量镜片应在1~6个月更换;中、高含水量镜片应在2周~3个月更换;中等含水量的镜片、抛弃型长戴镜片可戴1~2周。

(3)镜片的极性:即离子性影响镜片沉淀物的多少,这也影响了镜片的更换周期。极性强的镜片易吸引泪液中带正电荷的沉淀物,镜片沉淀物可使镜片含水量和湿润性下降,导致镜片混浊、变形或变色失去韧性,导致更换周期相对较短。极性弱的镜片即惰性镜片(又称中性镜片)不容易吸附沉淀物,更换周期相对较长。

(4)加工工艺:镜片制作工艺中旋转成形镜片可塑性强,弹性模量较低,更换周期相对较短;切削成形镜片可塑性差,弹性模量较大,更换周期相对较长;铸模成形镜片可塑性优于切削成形工艺,更换周期也短于切削成形工艺。

2. 护理因素　镜片的护理方法是影响镜片寿命的重要因素。因此,加强对配戴者进行健康教育,正确规范地取戴、清洗、消毒、储存镜片可使镜片更换周期相对较长,并减少角膜接触镜并发症的发生。

在取戴镜片前修剪指甲、洗手,可减少镜片划伤及污染的机会。据调查,中国传统角膜接触镜更换周期的减短,有45%是由于护理不当导致的。虽然每次取下镜片后消毒镜片者达100%,清洁镜片者达96%,冲洗镜片者84%,使用酶制剂清洁镜片者61%,但是操作镜片之前洗手者仅有52%,超时配戴者达26%,在使用定期更换型镜片的人群中有65%超过了正常更换周期。

护理产品使用得当,可延长镜片的更换周期,提高戴镜眼视觉的清晰度,并减少戴镜引起的眼并发症。在偏酸性的护理液中,镜片的极性减弱;相反,在碱性环境中,镜片极性增强,从而更易吸附沉淀物,影响镜片的更换周期。护理液中防腐消毒剂会在镜片表面聚积,对眼表产生毒性刺激及过敏反应,含汞消毒剂的分解物可在镜片上形成灰黑色的汞沉淀物,因此在选择护理液时应该选择防腐消毒剂浓度较低的产品,使镜片的更换周期相应延长。

3.环境因素　镜片的更换周期与配戴者的生活、工作环境相关。同样的镜片,不同的配戴者,其更换周期也可能不同,要根据镜片的情况而定。生活环境中灰尘和烟雾的污染程度较严重时,镜片更换周期较短。配戴者工作环境中所含的酸、碱及挥发性化学物质的含量越多,镜片更换周期越短。高温、低温及低湿环境中,镜片容易干燥。软镜镜片容易老化,更换周期缩短。

4.个人因素　配戴者长期使用化妆品、吸烟,或配戴者眼部分泌物多,泪液中蛋白质、脂质、胶冻块、黏多糖和无机盐等成分多,镜片表面形成沉淀物亦相应增多,镜片更换周期相应缩短。配戴者使用皮质类固醇、阿托品类等药物,会对配戴者泪液分泌产生影响,肾上腺素或苯肾上腺素等药物可引起镜片变黑、灰或棕色,四环素可引起镜片变黄,酚酞可使镜片呈粉红色,亦会影响镜片寿命。

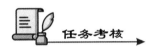

任务考核

一、选择题

1. 与框架眼镜相比,角膜接触镜在屈光矫正方面有更大的优势,表现在(　　　　)
   A. 成像更加真实
   B. 在运动中更方便
   C. 不受限制的视野
   D. 以上都正确

2. 软性角膜接触镜按材料分类可分为(　　　　)
   A. 低含水和高含水镜片
   B. 离子性和非离子性镜片
   C. RGP 镜片和水凝胶镜片
   D. 水凝胶镜片和硅水凝胶镜片

3. 一软镜配戴者的试戴镜为 −3.00 D,戴镜验光 −4.50 D,最终处方的屈光度是(　　　　)
   A. −3.00 DS
   B. −4.50 DS
   C. −7.50 DS
   D. −7.25 DS

二、思考题

1. 如何进行角膜接触镜的规范验配?
2. 应用裂隙灯显微镜进行角膜接触镜验配前的基本检查内容有哪些?
3. 简要说明角膜接触镜与框架眼镜相比的优势。

项目三

软性角膜接触镜验配技术

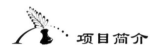 **项目简介**

据统计,目前全球约有 1.25 亿人配戴隐形眼镜。随着人们生活水平的提高和大众对美的不断追求,美瞳(彩色隐形眼镜)已被广泛应用于日常妆容搭配和审美表达。但是隐形眼镜作为第三类医疗器械,不能简单地归为生活用品或美妆品。我们需要了解隐形眼镜的专业参数、验配知识和使用规范,才能在保证眼部健康的前提下,感受世界的清晰与美好。

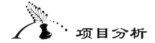 **项目分析**

软性角膜接触镜就是生活中通常所说的隐形眼镜。本项目主要学习软性角膜接触镜的材料、分类、验配流程、摘戴和护理方法。

任务一 | 软性角膜接触镜的基本介绍

【学习目标】
①掌握软性角膜接触镜的材料类型。②掌握软性角膜接触镜的不同分类方法及特点。

一、软性角膜接触镜材料

软性角膜接触镜是目前最普及的角膜接触镜,这类镜片由柔软吸水的塑胶聚合物材料制成。现广泛使用的软镜材料为水凝胶,水凝胶意为吸水,所以单从字面上就可以了解该聚合物的特性。他们能在一定的压力、温度和 pH 下饱和一定的水分,表现为柔软、亲水和透氧的特性。水凝胶主要包括 HEMA 材料、非 HEMA 材料和硅水凝胶材料。

（一）HEMA 材料

HEMA 为聚甲基丙烯酸羟乙酯的简称，是最早用于接触镜制作的亲水材料，由 HEMA 单体经交叉链接形成链。HEMA 的主要优点为吸水性，含水量约 38%，材料柔软。其缺点是只能部分透氧，弥补措施是通过添加不同单体来增加材料的透氧性。由于所添加单体的不同，不同类型的 HEMA 材料所表现的许多特性也不一样，如含水量，透氧性或离子性等。

（二）非 HEMA 材料

非 HEMA 材料的代表物有 Crofilcon，Lidofilcon 和 Atlafilcon。Crofilcon 是甲基丙烯酸甲酯（MMA）和甘油丙烯酸酯的共聚物。与 HEMA 相比，Crofilcon 有一个附加羟乙基基团，可配制成含水量为 38.6% 的材料。Crofilcon 比大多数基于 HEMA 的聚合物更坚韧、更具抗沉淀物能力。Lidofilcon A 和 Lidofilcon B 是甲基丙烯酸甲酯（MMA）和 N-乙烯基吡咯烷酮（NVP）的共聚物，含水量分别为 70% 和 79%。MMA 的添加可增加材料的强度和韧度。Atlafilcon A 的主要成分为聚乙烯醇（PVA），属于非离子性、抗沉淀物材料，具有高弹性模量，含水量为 64%。

（三）硅水凝胶材料

硅水凝胶材料是在目前常用的水凝胶材料中加入硅材料，因硅材料卓越的透氧特性，使其 Dk/t 值达到普通水凝胶材料的 4~6 倍。但硅材料的过多加入会引起镜片硬度增加，因此需注意硅与水的平衡，达到透氧和舒适的平衡。

（四）美国 FDA 软镜材料分类

根据水凝胶镜片材料的含水量和电荷，1986 年美国食品药品监督管理局（FDA）对它们进行了分类。这种分类法的合理性在于：含水量和电荷决定了软镜材料的特性及其与眼部生理条件的关系。

1. Ⅰ类，低含水量（<50%），非离子性　这类材料是由 HEMA 材料构成，含水量一般为 35%~50%，Dk 值较低。因此，通常不适于制作长戴型镜片，由于它们的电中性和低含水量，反而是沉淀物最不容易沉淀的材料。

2. Ⅱ类，高含水量（>50%），非离子性　Ⅱ类材料含水量范围为 50%~81%，Dk 值较高，偶尔用来制作长戴型镜。

3. Ⅲ类，低含水量（<50%），离子性　这些镜片表面的负电荷对泪液中带正电荷的蛋白质、脂质具有更大的吸引力，因而该类材料比非离子类更易引起沉淀物的沉淀。

4. Ⅳ类，高含水量（>50%），离子性　该类材料是用于制作长戴型镜片或抛弃型镜片的主要材料，其透氧性高，持久性也令人满意。但其离子性和高含水量使之成为四类中与接触镜溶液反应性最强、也最易形成沉淀物的材料。同时，该类材料对环境更敏感，更易脱水，易变黄。如果反复进行热消毒，很快就会变质，也容易与接触镜护理液发生反应，尤其是山梨醇。它们对 pH 很敏感，在酸性溶液中可能产生大小或曲率改变。

二、软性角膜接触镜的分类及其特点

由于角膜接触镜材料、设计和加工工艺的不断发展,角膜接触镜的种类也越来越多,其分类方法也多种多样。除按材料特性分类以外,在临床实际应用中,软性角膜接触镜还可从配戴方式、使用周期、含水量、中心厚度和功能等方面进行分类。

(一)根据配戴方式进行分类

1. 日戴型 在非睡眠状态下配戴的软性角膜接触镜,睡觉前应将镜片取下,并按常规进行镜片护理。采用日戴型软镜,可避免过夜配戴出现的镜片移位、角膜缺氧等情况的发生,减少镜片沉淀物的聚集,减少眼部并发症的发生。

2. 弹性配戴型 大多数情况下仅采用日戴,偶尔可连续配戴过夜(一般每周不超过两夜,两夜不连续)的软性角膜接触镜。该配戴方式比较灵活、方便,但过夜配戴存在镜片移位、角膜缺氧、镜片沉淀物聚集等缺点,增加了与软镜配戴相关并发症的发生率。

3. 长戴型 在睡眠状态下仍可配戴的软性角膜接触镜,根据不同长戴型软性角膜接触镜的连续戴用规定期限,有的可持续数日,一周或两周,甚至持续 1 个月后将镜片取下,按常规进行镜片护理或将镜片抛弃。该配戴方式省去了每天戴镜、取镜、护理镜片的烦琐,但增加了与软镜配戴相关并发症的发生率。

(二)根据使用周期进行分类

1. 传统型 镜片使用时间为 6~12 个月的镜片,使用此类镜片最大的优点是比较经济,但此类镜片容易附着沉淀物、病原微生物和抗原物质,增加了软镜配戴相关眼部并发症的发生率。

2. 定期更换型 镜片的使用时间为 1~3 个月。镜片不配戴过夜,需按常规方法使用护理产品进行规范护理,镜片使用达到规定时间即更换新镜片。

3. 抛弃型 镜片仅使用一次,无需使用护理产品进行镜片的规范护理,配戴镜片经过规定使用期限后取下即予抛弃。现阶段常用的有日抛、两周抛和月抛。抛弃型镜片明显减少了镜片上沉淀物、病原微生物和抗原物质的附着。

(三)根据角膜接触镜的含水量进行分类

根据含水量的多少将软性角膜接触镜分为低含水量软镜(含水量为 30%~50%)、中含水量软镜(含水量为 51%~60%)和高含水量软镜(含水量高于 61%)。

(四)根据中心厚度进行分类

软性角膜接触镜按几何中心厚度不同分为超薄型、薄型、标准型和厚型。中心厚度小于 0.06 mm 为超薄型软镜,中心厚度在 0.06~0.10 mm 为薄型软镜,中心厚度在 0.10~0.15 mm 为标准型软镜,中心厚度大于 0.15 mm 为厚型软镜。

(五)根据功能进行分类

1. 光学性 用于矫正屈光不正和老视。该类软性角膜接触镜又可分为球面角膜接触镜、非球面角膜接触镜、散光角膜接触镜和双焦或多焦点角膜接触镜。

2.治疗性　绷带作用、药物吸附作用、色盲治疗角膜接触镜,用于治疗或辅助治疗包括角膜溃疡在内的眼表疾病、弱视、无虹膜症和色盲等。

3.美容性　用棕色镜片遮盖角膜白斑,用化妆镜片改变眼睛的颜色。

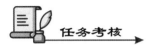

一、选择题

1.下列哪种配戴者最适合配戴软性角膜接触镜(　　　)

　　A.控制近视发展　　　　　　　　　　B.不规则散光

　　C.高度散光　　　　　　　　　　　　D.运动

2.下面可以考虑配戴角膜接触镜的情况是(　　　)

　　A.角膜上皮损伤　　　　　　　　　　B.糖尿病血糖控制不良

　　C.严重泪液分泌不足　　　　　　　　D.结膜少许乳头滤泡增生

3.软镜配戴后出现单眼复视,可能的原因是(　　　)

　　A.高度近视　　　　　　　　　　　　B.高度远视

　　C.高度散光　　　　　　　　　　　　D.高度屈光参差

4.角膜接触镜配戴者因近视发展或近视欠矫而产生视远模糊,其处理方法是(　　　)

　　A.重新验光配镜　　　　　　　　　　B.清洁或更换镜片

　　C.重新配戴　　　　　　　　　　　　D.改换 RGP 镜片

5.下列不属于软镜材料的是(　　　)

　　A.HEMA　　　　　　　　　　　　　B.非 HEMA 混合材料

　　C.PMMA　　　　　　　　　　　　　D.硅水凝胶

二、思考题

1.美国 FDA 软镜材料的分类有哪些? 不同类型的特点是什么?

2.按照使用周期,软性角膜接触镜可以分为几种类型? 其特点分别是什么?

任务二　软性角膜接触镜的规范验配程序

【学习目标】

①掌握软性角膜接触镜的规范验配程序。②掌握软性角膜接触镜的适配评估方法。

项目二已经对接触镜验配的基本检查做了介绍,后续的验配工作应该在基本检查的基础上进行。配戴前应由眼科视光专业人员对配戴者眼部作全面的检查,决定其是否适合配戴角膜接触镜,并根据配戴者的具体情况,选择合适的软镜或者硬镜。以下以球面软镜为例,阐述软性接触镜的验配和评估程序。

对于球面软性角膜接触镜的验配,目前已不使用专门的诊断性试戴镜,根据配戴者眼部参数从库存选出的镜片在进行试戴评估满意之前应将其作试戴镜看待。如果试戴评估不合适,此镜片不能分发给配戴者。这一点相当重要,应引起验配人员的重视。

一、配戴者选择

为配戴者选择合适的接触镜是验配师的重要任务;选择适合配戴接触镜的配戴者是保证配戴成功的前提。

(一)适合配戴软镜的情况

1. 个人需求　符合下列条件的接触镜配戴者戴镜效果较好。

(1)年龄:最佳年龄 16 ~ 38 岁,因为该年龄段配戴软镜的个人或职业需求较强。考虑到镜片的摘戴和护理,年龄太大或太小都不合适,但年龄要求并非绝对。

(2)屈光不正量:远视或近视>1.00 D,低度规则散光<1.50 D。若为不规则散光或散光度数过大,球性软镜的矫正效果不佳。

(3)角膜曲率:41.00 ~ 46.00 D,太平坦或太陡峭的角膜曲率会影响镜片配适。

(4)角膜完整,无瘢痕或扭曲,角膜染色阴性。

(5)泪膜稳定:泪膜破裂时间和泪液分泌试验结果正常。

(6)眼部健康状况良好。

2. 职业需求　有屈光不正的运动员、司机、警察,用软性角膜接触镜更方便;摄影师、显微镜操作者戴用软性角膜接触镜可免除框架镜的阻隔;厨师、医生等戴口罩工作者戴用软性角膜接触镜,可避免呼吸或环境的水蒸气造成框架眼镜镜片的模糊;戏剧、电影和其他舞台表演者、电视节目主持人等职业的需要。

3. 美容需求　软性美容角膜接触镜可用于角膜白斑、眼球萎缩或义眼的美容;用彩色软性角膜接触镜加深或改变眼睛的颜色,起化妆作用;不喜欢框架眼镜者可选择软性角膜接触镜。

4. 医疗需求　角膜上皮擦伤、热烧伤或化学伤、持续性角膜上皮缺损者,用治疗性软性角膜接触镜有保护创面、促进角膜上皮损伤修复的作用。角膜内皮失代偿引起的大泡性角膜病变,应用治疗性软性角膜接触镜可缓解疼痛、流泪等刺激症状。角膜缝线刺激者,用治疗性软性角膜接触镜可缓解缝线刺激。角膜后弹力层膨出者,戴治疗性软性角膜接触镜起绷带作用,可防止角膜穿孔。角膜小穿破伤或角膜溃疡小穿孔者,戴治疗性软性角膜接触镜起绷带作用,有助于角膜小穿孔的愈合。让治疗性软性角膜接触镜镜片充分吸收药液后再配戴,可起缓释给药的作用,作为给药途径治疗某些眼病。中心小透光区而其余区为棕色或棕黑色的治疗性软性角膜接触镜,可起人工瞳孔的作用,减少入眼光线对视网膜的刺激,减少畏光现象及增加景深,可用于外伤性虹膜缺损、白化病等患者。

(二)不适合配戴软镜的情况

1. 眼部疾病　眼部过敏、睑缘炎、关节炎、眼球突出、结膜炎、角膜炎、泪道阻塞、泪囊炎、泪液分泌减少者。

2. 全身疾病 糖尿病、结缔组织病、免疫功能有缺陷者、鼻窦炎、神经质者。

3. 卫生习惯不佳 如不讲卫生、生活邋遢者。

4. 职业环境受限者 如在酸性或碱性尘雾环境工作的人。

5. 个人依从性差 不能遵医嘱、不能规范护理镜片者。

二、验配前检查及验光

接触镜验配是一个严格而科学的医疗过程,配戴前必须了解配戴者的一般健康状况,对眼部做全面的检查和评价,有助于科学地确定镜片类型、配戴方式和护理系统,对配戴后的效果有更高的预见性。验配前的基本检查包括询问病史、眼部健康检查、泪膜的检查和评估、眼部结构尺寸的测量等(详见项目二相关内容)。

在配戴者初诊和随访检查中,验光必不可少。验光分为客观验光法和主观验光法。在验光过程中,两种方法缺一不可。验光的目的如下:①确定被检者是否适合配戴接触镜。②有助于选择合适的接触镜类型。③确定接触镜的度数等。

三、顶点屈光力换算

若验光处方中含有散光,首先需判断该散光能否用球面软镜矫正。球面软镜矫正散光的适应范围有:①散光≤0.75 DC 且球镜度数为柱镜度数≥3∶1。②散光为1.00 DC ~ 1.75 DC 且球镜度数为柱镜度数≥4∶1。若满足此条件,球面软镜的度数需要用等效球镜的度数,等效球镜度=球镜度+1/2柱镜度。

验光得出的框架眼镜的屈光度或等效球镜度不能直接作为角膜接触镜的屈光力,因为框架眼镜的主焦点与眼角膜的距离大约为12 mm,而角膜接触镜的主焦点与眼角膜几乎重合在一起,故验光试镜片的屈光力须经顶点距离的屈光力换算才能确定角膜接触镜的屈光力。顶点屈光力的换算可由公式法和经验法获得。框架眼镜与角膜接触镜对应屈光力的换算公式:

$$Fo=Fs/(1-dFs)$$

Fo:角膜接触镜度数;Fs:框架眼镜度数;d:框架镜试片的后顶点至角膜顶点(角膜接触镜后顶点)距离,$d=0.012$ m。

例如,验光时得框架镜的屈光力为-4.00 D,角膜接触镜屈光力应为 $F=-4.00/[1-0.012×(-4.00)]=-3.82$ D。

-3.82 D 接近-3.75 D,所以软性角膜接触镜的屈光力为-3.75 D。换算结果的尾数取舍:工作中用近视力多者,或矫正视力已达 1.0 以上者,可下靠;或尾数接近下一级屈光力者,也可下靠。如年龄较轻,较少近距离工作者(如司机等),或矫正视力在 1.0 以下者,或尾数较接近上一级者,可考虑上靠。

框架眼镜与角膜接触镜对应屈光力可由经验法获得,见表3-1。

表 3-1　经验法角膜接触镜顶点屈光力换算

验光度数/D	顶点屈光力换算差值/D	验光度数/D	顶点屈光力换算差值/D
<±4.00	0	±9.25 ~ ±10.00	±1.00
±4.00 ~ ±5.00	±0.25	±10.25 ~ ±11.00	±1.25
±5.25 ~ ±7.00	±0.50	±11.25 ~ ±12.00	±1.50
±7.25 ~ ±9.00	±0.75	±12.25 ~ ±13.00	±1.75

四、软性角膜接触镜的配适评估

软性角膜接触镜配适评估是判断试戴片是否合适以作出配镜处方和角膜接触镜配戴者复诊过程一个最关键、最重要的过程。初次戴上软性角膜接触镜后,至少等待15 min,当配戴者渐渐适应镜片引起的异物感,泪液量慢慢地接近正常状态时,就可以开始进行配适评估。

(一)中心定位

观察配戴者在第一眼位时,镜片中心在静止状态下的位置。良好的中心定位指在正前方注视时,镜片的中心对应角膜的中心。

(二)角膜覆盖

观察配戴者在任何眼位时,镜片周边和角膜缘的距离。理想的配适状态指在正前方以及任何眼位注视时,镜片应覆盖整个角膜,否则角膜会因暴露而干燥。

(三)移动度

指镜片在角膜上自然滑动的程度。对于软性角膜接触镜,旋转铸造而成的镜片一般移动度为 0.5 mm,其他方法制造的镜片移动度 1 mm 左右,向左右转时镜片移动可能稍大些。眼球左、右转时,可见一瞬间迟滞现象,属理想的移动情况。移动度的大小与镜片基弧和角膜曲率半径的匹配程度有关。此外,镜片的移动度和镜片的厚度也有关,厚镜片比薄镜片移动度大些。

(四)上推试验松紧度

可以用推移的方法检查软性角膜接触镜镜片与角膜配合的松紧程度。让配戴者向上看,检查者用手指向上轻推下睑,即用下睑向上推动镜片下缘,镜片可略微向上移动;放开后,镜片应能平滑地恢复到静止位置。或向下方视时,用手指轻轻下推上睑,使镜片略向下移;手放开后,镜片能平滑地回到上方。此现象为适合。如果镜片完全不动或完全离开角膜,则为过紧或过松,不能接受。

此外,观察镜片的边缘部是否对角膜缘外的结膜产生了压迫。若结膜、巩膜的血管被镜片的边缘部压平,则属于过紧状态;边缘部呈弯曲状,翘起度过大时属于松弛状态。调整方法:过松配戴时,选大直径或较陡基弧的镜片;过紧配戴时,则选小直径或平坦基弧的镜片。

(五)矫正视力

刚配戴镜时,由于镜片的刺激,泪液增多,视力不稳定。戴镜10~15 min后查视力较准确。如视力矫正欠佳,而角膜接触镜度数符合处方要求,其原因可能是戴用状态的不适当。为进一步证实戴用状态是否合适,可进行以下检查。

1. **视网膜检影**　戴镜时在眼前晃动检影镜光带,观察瞳孔区的反射光,如模糊不清晰,似有虚影,戴用状态则不佳,随着瞬目,视力亦不稳定。

2. **角膜曲率计检查**　戴镜下进行检查,若自然瞬目时映像模糊不鲜明,并出现弯曲时,属戴用状态不良。

3. **角膜镜检查**　开睑7 s左右,观察placido像,出现歪曲和模糊感为戴用状态不良。

五、软镜的处方

若软镜配适评估良好,可确定接触镜的处方。处方的规范书写如下。

眼别:品牌 屈光度/直径/基弧

例如:OD:品牌名/−3.75 DS/8.6 mm/14 mm

OS:品牌名/−3.50 DS/8.6 mm/14 mm

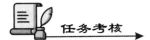

一、选择题

1. 一患者的角膜曲率是8.05 mm×180,8.15 mm×90,选择软镜试戴片的基弧是(　　)

    A.8.3 mm
    B.8.4 mm
    C.8.5 mm
    D.8.7 mm

2. 软镜配适评估中,理想的上推试验结果是(　　)

    A.上推不动
    B.上推后下滑缓慢
    C.上推后匀速下滑
    D.上推后迅速下滑

3. 若软性接触镜的光学区直径小,则会(　　)

    A.复视
    B.虹视
    C.产生眩光
    D.视野缩小

二、思考题

1. 举例说明哪些人群不适合配戴软性角膜接触镜。

2. 如何进行接触镜的规范验配?

3. 应用裂隙灯显微镜进行角膜接触镜验配前的基本检查内容有哪些?

【学习目标】
①掌握软性角膜接触镜的摘戴方法。②熟悉镜片的清洁和消毒。

一、软镜摘戴的一般要求

不规范的戴镜和摘镜不但会损坏镜片,而且很容易损伤角膜和结膜,甚至引起严重的眼部感染。因此,掌握戴镜和摘镜的正确方法对保证配戴安全具有重要意义。

1. 戴镜前准备 戴镜和摘镜前,先用不含药物或香精的肥皂彻底清洗双手,再用不脱毛的毛巾或纸巾擦干。用专用护理液清洗镜片表面。

2. 取出镜片 取出镜片尽量用自己清洁的双手操作,以减少镜片损伤和污染的机会。从玻璃瓶或塑料盒中取镜片有以下3种方法。

(1)软镜镊子:专用的软镜镊子的头上有橡皮套,可防止撕破镜片,一般用于耐用的、含水量比较低的镜片。

(2)软镜勺子:主要用于取出玻璃瓶中的镜片,因勺子没有锋利的顶部和边缘,对镜片的损伤较小。

(3)倒出:最方便、损伤最少的方法。先摇晃玻璃瓶,使得镜片脱离底部,快速翻转,倒入手心。

3. 镜片正反面确认 软镜的正反面辨认相当重要,配戴反了,会影响视力、舒适度,严重时异物感很强以至无法忍受。

(1)侧面检查:将镜片凹面向上放在手指上,侧面观察镜片,正面朝上时,呈碗状;反面时,呈盘状(图3-1)。

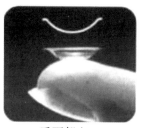 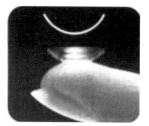

反面朝上　　　　　　　　　　正面朝上

图3-1 侧面观察法确认镜片正反面

(2)贝壳实验:主要用于侧面检查无法确认镜片正反面时,用两手指轻轻捏起镜片中央,或者将镜片放在手掌中轻轻凹起,正面向上时镜片会像贝壳样折叠,反面朝上时,则镜片边缘会分开。

(3)镜片标志:可利用许多厂家在镜片上的标志辨认镜片正反面。

4.镜片的戴入和取出

(1)配戴者自行摘戴法

1)自行戴入:由于软镜较大,需要充分开大睑裂。将镜片正面向上放在右手示指指尖,左手示指或中指向上拉开上睑(注意从上睑中央睫毛根部皮肤往上拉,固定在上方眉弓处),右手中指拉开下睑,眼向前方看,或向下方看,右手示指将镜片戴在角膜上(图3-2)。若镜片非常薄,常会沾在手指上或失去原有的形状,不能顺利戴上,这时应注意持镜片的示指要稍干燥,亦让镜片稍许干些,稍变硬后,再戴较为容易。也可用左手的示指和中指分别拉开上下眼睑,右手的示指轻轻将镜片戴到角膜上。

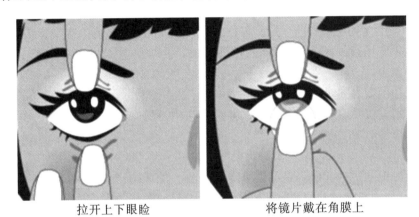

拉开上下眼睑　　　　　　　　　　将镜片戴在角膜上

图3-2　配戴者自行戴入

2)自行摘镜:左手的示指或中指向上方拉开上睑,右手的中指向下拉开下睑,向上方注视,右手的示指轻轻将镜片拨向下方后,与拇指一同将镜片捏出(图3-3)。也可用摘镜侧手的示指和拇指拉开上、下眼睑,用另一只手的拇指和示指将镜片捏出。

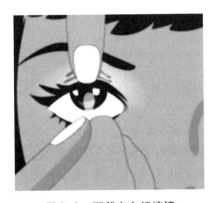

图3-3　配戴者自行摘镜

（2）验配师摘戴法

1）戴镜：将镜片置于戴镜手示指尖，验配师让配戴者向下看，用另一手的示指或拇指拉开配戴者的上睑缘，用戴镜手的中指或无名指将下睑缘向下拉，轻轻将镜片戴入配戴者眼内。当配戴者向上看时，将镜片放入下方角巩膜缘；让配戴者向鼻侧看，将镜片放入颞侧角巩膜缘；让配戴者向前看，将镜片直接放在角膜上。注意将镜片黏附入眼时不要过分用力。

当保持眼睑拉开时，让配戴者向镜片方向看，可使镜片移至角膜中心。若镜片仍没居中时，或镜片下有气泡，让配戴者向下、向左、向右看，可使镜片停留在角膜上；慢慢放松下睑，然后放松上睑。可轻拍或按摩闭着的眼睑以帮助镜片更好地定位在角膜上，也可让配戴者在闭眼后再向左、右、上、下方向看。

2）取镜：让配戴者向下看，验配师用非取镜手示指或中指将配戴者的上睑中央睫毛根部皮肤往上拉，固定在上方眉弓处；再让配戴者向上看，用取镜手的中指或无名指拉开下睑。取镜手的示指放在镜片的下缘，用连续的动作将镜片拉向下方巩膜，用拇指与示指将镜片捏出来。

也可以让配戴者向鼻侧看，用取镜手的示指放在镜片的颞侧缘，使镜片滑向颞侧，连续地向颞侧滑动镜片直至镜片脱出或在颞侧角起褶，轻轻将镜片捏出来。

二、镜片清洁、消毒指导

角膜接触镜的护理和保养是相当重要的环节。护理得当，不但可以延长镜片的使用寿命、提高镜片的清晰度，而且能够降低戴镜所引起的眼部并发症的发生率。相反，如不按正规的操作程序进行镜片的护理，则可导致镜片损坏和眼病的发生，甚至引起严重的眼部并发症。

软镜的护理和保养包括镜片的清洁、冲洗、消毒和贮存等步骤，并且护理和保养过程也一直在向简便、有效、经济的方向发展。目前已普遍采用多功能护理液进行软镜的护理，包括镜片清洁、冲洗、消毒和贮存等全过程。多功能护理液的主要成分有缓冲剂、消毒剂、清洁剂、黏滞剂、湿润剂、防腐剂等，部分有去蛋白成分。多功能护理液使用方法简单、方便、经济，但所含消毒剂浓度低，用于镜片的消毒需时较长，对某些病原微生物的灭活效能较差。

（一）清洁

软性角膜接触镜的清洁包括每日清洁和每周清洁。每日清洁的目的是清除镜片上影响消毒过程的沉淀、碎屑，清除镜片上病原微生物及其营养物质。每周清洁，又称为酶清洁，目的是清除镜片上的蛋白质沉淀物。

1.每日清洁　每日清洁是镜片护理和保养过程中极其重要的步骤，揉搓的机械作用能去除绝大部分黏附在镜片表面的疏松的沉淀、碎屑和微生物。

（1）清洁剂：清洁剂通常包括表面活性剂成分、非离子或离子性的化合物和防腐剂成分，还可添加渗透压调节剂、缓冲剂、螯合剂、黏性增强剂、增加摩擦效能的成分、酒精和酶等成分。目前多采用多功能护理液。

（2）方法：①剪短指甲，用没有芳香剂的肥皂、洗手液彻底洗净双手，因为软镜很容易黏附手上的污物。②将镜片置于一手掌心,滴 2～3 滴清洁剂,用另一只手的示指指腹自镜片的中心向边缘部放射状轻揉,分别轻轻揉搓镜片的两面,每面约 15 s(图 3-4)。

注意事项:揉搓镜片的过程中需特别小心,不能让指甲碰触镜片,防止损坏镜片;由于不同的镜片材料要求使用不同成分的清洁剂,因此应尽量使用各镜片厂家所指定的清洁剂。

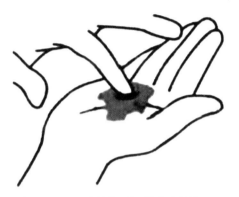

图 3-4 放射状手揉搓清洁镜片

2. 每周清洁(酶清洁) 使用周期超过 3 个月的镜片必须进行除蛋白处理。因为泪液中所含的一些蛋白质成分可附着在角膜接触镜镜片上,镜片上的蛋白沉淀物在加热消毒、眼环境干燥和泪液酸化等作用下可发生变性,变性的蛋白质透明性下降,并可紧紧黏附在镜片上,影响镜片透氧性能,引起镜片变硬、变形、参数改变;也可导致其他沉淀物、异物和病原微生物容易吸附在镜片上,可导致视力模糊和眼部并发症的发生。

镜片上蛋白质沉淀物要用蛋白水解酶进行处理,至少每周一次。蛋白水解酶可在精氨酸、赖氨酸和甘氨酸等残基处促使蛋白质肽键断裂,将蛋白质长链酶解为短链,短链进一步分解为氨基酸和水,最后通过搓揉清洗使其从镜片上脱落。蛋白水解酶主要用来清除角膜接触镜镜片表面结合的溶菌酶、白蛋白、免疫球蛋白等泪液蛋白质。

(1)蛋白酶制剂:蛋白水解酶为白色结晶粉末,易溶于水,水溶液不稳定,室温下 3～4 h 即失去活性,受热易分解,达 60 ℃ 即可变性失效。其水溶液 pH 为 7～8 时活性最强,pH 为 3～4 时较稳定。

(2)方法:①将蛋白酶制剂放入多功能护理液、生理盐水或精制水中溶解。②再把镜片放入浸泡 2 h,如污垢较厚,浸泡时间可以延长。③然后使用贮存液清洗镜片,并在贮存液中放置 1 h。④再次用贮存液清洗后放入镜盒中进行消毒。蛋白酶制剂的种类很多,操作方法可能不同,一定要参照各制品的说明书。

1)一步法:酶片溶于消毒液,清洁以后的镜片浸于含有蛋白酶的消毒液,消毒和清除蛋白同时进行,冲洗以后,镜片即可戴用。

2)分步法:酶片溶于生理盐水,清洁以后的镜片浸于酶液中,清除蛋白沉淀物后再消毒。

(二)冲洗

在完成镜片的清洁之后,须用冲洗剂去除镜片上的碎屑和残留的清洁剂。

1. 方法　清洁后的镜片用冲洗剂直接进行冲洗,将镜片上的碎屑和残留的清洁剂冲洗干净。

2. 冲洗剂

(1)无防腐剂的生理盐水:无毒副作用,但缓冲效果差,pH 可能会降低,引起灼痛感;也不能抵抗微生物的污染,储存时间短。

(2)加防腐剂的生理盐水:可以抵抗微生物的污染,储存时间长,但潜在过敏反应和毒性反应。

(3)多功能护理液。

(三)消毒

配戴角膜接触镜,可能影响泪液对病原微生物的冲洗作用,也可能影响角膜上皮的屏障功能,甚至将病原微生物带入眼表。因此,杀灭角膜接触镜镜片和镜盒的病原微生物活性相当重要。

一般来讲,抗微生物的活性效应分为灭菌、消毒和防腐三级。灭菌是杀灭所有活着的微生物,这是一般的角膜接触镜护理产品和步骤所不能达到的;消毒是一个动态的过程,是为了杀灭或去除镜片及镜盒上的病原微生物,将镜片及镜盒上的病原微生物的量降至安全的水平,以预防角膜接触镜配戴相关的眼部感染发生,这是接触镜护理需要达到的目的;防腐是选择性地杀灭和阻止某些微生物的生长,以防护理产品被污染。

因为消毒液也具有明显的水合介质作用,水合作用有助于维持角膜接触镜镜片的参数和生理特性的稳定,所以有些消毒液也用于贮存镜片。角膜接触镜的消毒方法主要包括热消毒法、化学消毒法、过氧化氢(俗称双氧水)消毒法和微波消毒法等。

1. 热消毒法

(1)原理:加热可导致微生物的蛋白质发生凝固变性,蛋白质的变性破坏了微生物的基本结构,并使其赖以生存的酶的活性下降,从而达到杀灭微生物的目的;热能还可以破坏微生物的核酸,从而抑制其生长、繁殖。

(2)优点和缺点:热消毒除了具有高效、简便、经济的优点,还有不使用防腐剂,不会引起过敏及毒性反应的优点;消毒时间也比较短,尤其适合于偶尔配戴者。但是热消毒可使镜片的沉淀物增多,加热也可导致镜片材料老化,使用寿命缩短,镜片变硬,可塑性下降及参数改变。尤其是高含水量镜片更是如此。

(3)影响因素:热消毒的效能由温度的高低和持续加温的时间所决定,加热消毒的温度范围是 70 ~ 125 ℃。通常情况下,软性角膜接触镜热消毒的温度为 80 ℃,时间为10 min。在加热消毒之前,镜片必须充分清洁、冲洗。

(4)方法:①直接加热法,用软镜专用的热消毒器装生理盐水,将镜片置于生理盐水中,然后直接加热。②热水浴法,将镜片密封在盛有生理盐水的玻璃瓶中,投入盛有自来水的加热锅中加热,注意使用此法须适当延长加热的时间。

2. 化学消毒法　是指利用消毒剂对接触镜进行消毒的过程。常用的化学消毒剂有0.001% 硫柳汞、0.02% ~ 0.5% 氯己定、0.1% 氯苯甲烃铵和 0.0001% 山梨酸。

化学消毒法由于使用方便、操作简单、适合大多数镜片材料、对镜片的损坏小,因而被广大的角膜接触镜配戴者选用。通常情况下,镜片在每日清洁后,浸泡于有效浓度消毒液中 4~6 h,取出后用清洁生理盐水充分冲洗后即可戴用。化学消毒法也有一些缺点,化学消毒法比热消毒法费用高,有发生过敏反应和毒性反应的可能,消毒时间也相对较长(一般均大于 2 h),并可使镜片变色。使用化学消毒法应注意,每次消毒时必须用新鲜消毒液,因为消毒液的重复使用将大大降低其消毒效能。

3.双氧水消毒法　是一种最为有效的角膜接触镜化学消毒方法。

(1)原理:双氧水可作用于微生物的核糖体,从而抑制微生物蛋白质的合成;还可以直接破坏微生物蛋白质的肽链结构,使其灭活。

(2)影响因素:为了达到预期的消毒效果,消毒液中必须有稳定的双氧水含量。在通常条件下,双氧水极不稳定,碱性环境、微量金属离子、光和热均可加速其分解,而酸性环境下双氧水较稳定。因此,在制备双氧水消毒液时需采用去离子水和稳定剂,pH 为 6.38(6.3~6.5),使其达到相对稳定状态。

注意:双氧水有极强的细胞毒性,消毒后的镜片必须用清洁生理盐水充分冲洗或采用中和法、催化法,使镜片上残余的双氧水浓度低于安全阈值 0.01%,然后方可戴用。

(3)方法

1)稀释法:镜片在每日清洁、冲洗后,用 3% 的双氧水溶液浸泡 15~30 min,然后用生理盐水稀释浸泡过夜 6~8 h。该方法经济、简便,但消毒时间不足,微生物灭活不彻底,且稀释也不够充分,镜片上的双氧水浓度很难降低到安全阈值以下。

2)中和法:又称两步法。镜片在每日清洁、冲洗后,用加有抗溶外衣中和剂药片的 3% 的双氧水溶液浸泡过夜(6 h 以上)。达到充分消毒的时间后,抗溶外衣开始溶解,中和剂开始中和双氧水,药片基质内含有色指示剂,以防使用者因疏忽忘记使用中和药片。该方法由于延长了消毒的时间,对微生物的灭活十分可靠,特别适合于间断配戴者采用,但此法不够方便。

3)催化法:又称一步法。利用微量金属可加速双氧水分解反应的原理,将铂金环和经清洁冲洗后的镜片同时浸入护理液中过夜(6 h 以上),使镜片的消毒和双氧水的催化分解同时进行。该方法方便省时,且经长时间催化分解,可使镜片上残余的双氧水降到安全浓度以下。但由于双氧水的浓度下降过快,可能对部分病原微生物灭活不够彻底。

4.微波消毒法　微波消毒有时间短、消毒效果可靠的优点。但由于生活用微波炉的功率和效果相差很大,微波量不易掌握,故须摸索规律,微波量过大容易损坏镜片。

镜片在每日清洁、冲洗后放入盛有生理盐水的玻璃瓶中,用专用薄膜封住瓶口,通常选用低温档,消毒 20 s。装盛镜片的水在吸收了微波后,分子运动加剧,使水产生热效应,热能是灭菌的主要因素。微波的灭菌机制还表现为非热效应,即通过谐振吸收和改变菌体的电动势来直接破坏微生物的结构。

5.其他消毒法　包括超声波和紫外线消毒法,但较少使用。

(四)贮存

软性角膜接触镜在不戴的时候必须完全浸泡在贮存液中,以保持其充分的水合状态,水合作用有助于维持角膜接触镜镜片的参数和生理特性的稳定。贮存液可选用含防腐剂的生理盐水或化学消毒剂。目前已普遍使用多功能护理液贮存软性角膜接触镜。

知识链接

　　随着多功能护理液中去蛋白成分的加入和频繁更换型镜片的使用,单独去蛋白步骤已经逐渐弱化。这就要求传统型镜片的配戴者,除了重视镜片的每日清洁,还要缩短镜片的使用周期,避免蛋白等沉淀物造成的眼部并发症。

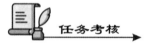

思考题

1.请简要叙述配戴者自行摘戴法的操作要点。

2.请简要叙述验配师摘戴法的操作要点。

任务四 | 软镜的随访计划

　　一个完整、规范的接触镜验配流程应包括与配戴者的沟通、眼部检查和测量、镜片试戴和评估、镜片配发和指导、随访和复诊。验配师有责任在配发镜片后,制订合理的定期复查的计划和要求,从而提高配戴者的成功率和依从性,降低并发症的发生。这关系到角膜接触镜能否安全、舒适配戴。

一、随访时间表

1.初次配戴后1周随访1次。

2.初次配戴后3个月随访1次。

3.以后至少每半年随访1次。

二、随访复诊内容

1.病史。

2.眼部检查。

3.是否了解镜片护理和保养。

4.问题的解决。

三、随访复诊的推荐程序

1.戴镜时

(1)病史:包括主诉、戴镜情况、角膜接触镜护理情况。

（2）视力。

（3）验光。

（4）镜片戴镜评估。

（5）镜片表面评价。

2．摘镜后

（1）裂隙灯检查。

（2）泪液检查。

（3）角膜曲率计检查。

（4）角膜地形图检查（必要时）。

（5）验光。

（6）镜片检查。

知识链接

　　我国已经于2003年6月正式将隐形眼镜划归为国家三类医疗器械,而三类医疗器械的涵盖范围则是植入人体会对人体产生潜在危险的医疗器械。隐形眼镜的验配属于医疗行为,应由具有《医疗器械经营许可证》的单位进行销售。跟隐形眼镜同样划为三类医疗器械的还有心脏瓣膜,可见隐形眼镜配戴的重要性。根据规定,隐形眼镜及其护理产品都应到国家药品监督管理局注册许可。验配隐形眼镜的人员应具有专业验光师资格或是专业的眼科医生。

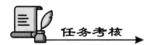

案例分析

　　某在校大学生,女,19岁,原来双眼配戴-5.00 DS框架眼镜,由于追求美观和方便,希望验配一副软性角膜接触镜。

　　1.请评估该大学生是否适合配戴。

　　2.若适合配戴软性角膜接触镜,如何为其挑选合适的镜片参数,确定接触镜处方?

　　3.软镜的摘戴、护理及戴镜过程中有哪些注意事项需要教会该大学生?

项目四

硬性透气性角膜接触镜验配技术

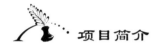 **项目简介**

硬性透气性角膜接触镜(RGP 镜片)被誉为"会呼吸的隐形眼镜"。与软镜相比,其具有高透氧性、良好的成型性、湿润性和抗沉淀性等独特的优点。因高度近视、角膜性大散光、圆锥角膜等配戴 RGP 镜片的群体不断增加。同时,角膜塑形镜(一种特殊设计的RGP 镜片)作为控制近视进展的有效方法之一,正在被越来越多的青少年近视患者选择。为了确保 RGP 镜片配戴者的眼健康和矫正效果,我们需要了解 RGP 镜片的基本特点、验配流程、摘戴和护理方法。

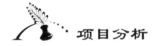 **项目分析**

本项目主要学习日戴型 RGP 镜片的特点、设计、验配流程、摘戴和护理方法。

任务一 硬性透气性角膜接触镜的基本介绍

【学习目标】

①掌握硬性透气性角膜接触镜的配戴者选择。②掌握硬性透气性角膜接触镜的设计。③熟悉硬性透气性角膜接触镜的基本特点。

一、硬性透气性接触镜的基本特点

硬性角膜接触镜是最早的角膜接触镜,起初它使用聚甲基丙烯酸甲酯(polymethyl methacrylate,PMMA)制成。由于 PMMA 良好的生物相容性和光学性能,从而使制成的角膜接触镜具有良好的矫正效果。但由于缺乏透氧性可产生角膜缺氧的问题,限制了它的使用。20世纪70年代,科学家在PMMA中添加硅和氟增加了材料的透氧性,从而产生了硬性透氧性(rigid gas permeable,RGP)角膜接触镜。本项目主要介绍日戴型RGP镜片。

(一)与软镜相比,RGP镜片更适应下列情形

1.RGP镜片优秀的光学质量、良好的表面湿润性和对散光的矫正效果,更适应对视力要求较高的人群。如长时间近距离工作、需要有良好夜晚视力(驾驶)等。

2.RGP材料较高的透氧性,更适应需要长戴或弹性配戴的人群。

3.RGP镜片可进行多种多焦或双焦的设计以及对散光的矫正,适应老视的配戴者配戴。

4.可能的近视控制效果,适应儿童、青少年配戴。尤其是特殊反几何设计的角膜塑形镜可有效延缓近视度数增加。

5.对角膜和泪膜的影响较小,可用于由于各种软镜并发症(如巨乳头性结膜炎)导致软镜配戴失败者、临界眼干燥症的配戴者。

6.较高的弹性模量,即抗变形能力,对较高散光具有良好的矫正效果,尤其是对不规则角膜散光的矫正更是软镜无法比拟的。RGP镜与软镜的比较见表4-1。

表4-1 RGP镜与软镜的比较

类别	RGP镜片	软镜	类别	RGP镜片	软镜
视力矫正	较好	较差	眼部健康	好	相对较差
散光矫正	可矫正较高散光	不能矫正较高的散光	护理	简便	较烦琐
不规则散光	可矫正	不能矫正	耐用性	持久	不耐用
舒适性	开始配戴较差,长期较舒适	开始配戴较好,长期较差	近视控制	可能有	无
透氧性	较高	较低	间歇配戴	可以	可以

(二)RGP材料的特性

与软镜相比,RGP材料具有以下特性。

1.**透氧性** 一般来说,RGP传递给角膜的氧是同等厚度软镜的2～3倍。这一方面是因为RGP材料具有较高的Dk值,另一方面是因为在配戴RGP镜片时,每次瞬目有20%的泪液交换。

2.**表面湿润性** 表面湿润性是瞬目时扩展泪液黏液到整个镜片前表面的性能。镜片的干燥将导致沉淀物的形成。

3.**抗弯曲性** 抗弯曲性为镜片在托力克角膜上抵抗变弯的特性。如果材料的抗弯曲性较差,配戴在眼睛上将随着瞬目而弯曲,从而不能较好矫正角膜散光。高Dk值的材料、镜片中心薄、较陡的基弧和大直径光学设计的镜片易于发生弯曲。

4.相对密度　相对密度为在特定的温度下 RGP 镜片的质量与相同温度的同等容积的水的质量的比值。根据相对密度可把 RGP 材料分为低相对密度(≤1.10)、中相对密度(1.10～1.20)和高相对密度(>1.20)材料。相对密度较大的材料可能由于重力作用易于发生镜片向下移位偏心,可通过减下镜片的厚度的设计来解决这种问题。

（三）RGP 材料类型

RGP 镜片主要根据制作分为 3 种类型:硅丙烯酸酯、氟硅丙烯酸酯和聚苯乙烯。

1.硅丙烯酸酯　硅丙烯酸酯(siloxane-metnacrylate,SA)合成物是 1979 年制作 RGP 镜片首先成功的材料。合成物包含硅甲基丙烯酸、润湿剂和交联剂。硅元素的添加可提高材料的透氧性,但同时增加了材料的疏水性和弹性,可产生干燥、弯曲、沉淀和变形;润湿剂可解决这些问题,但过多水合性添加会导致镜片稳定性下降;交联剂可增加镜片的稳定性,但使镜片容易脆碎。

2.氟硅丙烯酸酯　氟硅丙烯酸酯(fluorosilicone acrylates,FSA)材料的特点为:与硅酮-苯烯酸酯材料相似,但添加了氟;较低的表面张力,可减小由于极性泪液成分黏附到镜片表面的吸引力;氧气可溶解在氟化物中,有助于氧气通过镜片。所以氟的添加可减少硅的使用,从而使 FSA 制成的比 SA 制成的在尺寸上更稳定。

3.聚苯乙烯　该镜片材料的特点为:具有质量轻、抗屈曲的特性;配戴舒适、适应快,可矫正散光和良好的中心定位;对于各种原因产生不规则散光的矫正中心定位尤为重要;缺点为昂贵、由于较紧的配适可产生角膜水肿、中心硬部和周边水凝胶部的接合部可能发生撕裂、卷曲和摘镜困难等。

二、RGP 镜片的基本设计

RGP 镜片的设计目的在于通过确定镜片的一系列参数,使镜片与角膜有良好的配适关系,保证镜片配戴时,中心定位好、有适当的活动度、镜片下面的泪液循环良好,从而使配戴清晰、舒适、持久。RGP 镜的主要设计参数有镜片直径、基弧、周边弧、镜片厚度等(图4-1)。

（一）镜片总直径和光学区直径

RGP 镜片应有足够大的直径,当瞬目时,光学区(镜片几何中心起屈光作用的区域)有良好的滞后。光学区直径一般占镜片总直径的 65%～80%。RGP 镜片的直径范围为8.0～9.8 mm,相应的光学区直径为 7.6～8.4 mm。一般可使用 9.4/8.0 作为大多数情形的设计。镜片总直径和光学直径大小的设计应考虑以下因素。

1.睑裂大小和眼睑位置　睑裂大小为上下眼睑中点在睁眼注视前方时的垂直距离。男性平均为 7.66 mm,女性为 7.42 mm,大睑裂选用大直径的镜片,小睑裂选用小直径的镜片。

镜片与上睑的位置关系:如果镜片上边缘位于上睑后,瞬目不会有明显的异物感。如果镜片上边缘位于上睑以下,瞬目时,上睑将频繁触及镜片产生异物感。但是,如果配戴者的上睑较高,在角膜缘甚至以上,只有选用小直径的镜片、较陡的基弧以获得良好的中心定位。

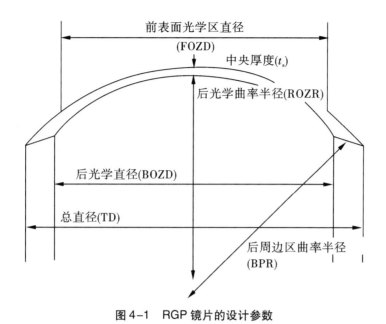

图 4-1　RGP 镜片的设计参数

2. 瞳孔直径　为了避免夜晚配戴者发生眩光,光学区的直径应大于在暗环境下瞳孔的直径。

3. 角膜曲率　角膜曲率较平,为了获得良好的镜片角膜匹配关系,可以使用比标准镜片直径更大的镜片;角膜曲率较陡,选用比标准镜片直径更小的镜片。一种根据角膜曲率选择镜片直径的经验方法为:镜片总直径与基弧的长度相等。例如:基弧为 8.25 mm,镜片直径选用 8.3 mm。

4. 眼睑张力　使用上睑翻转法评估眼睑张力。眼睑张力较大(翻转困难或不能翻转)往往会导致镜片中心向上偏移。为了获得理想的中心定位,可使用直径比较小的镜片,或者改善边缘设计。

(二)基弧

镜片基弧的设计是使镜片与角膜中心部和旁中心部获得最佳配适关系。镜片基弧的选择应考虑角膜曲率、荧光图像和欲获得镜片和角膜配适关系。镜片的基弧与镜片总直径的关系密切,一般的规律是:为保证配适效果不变,镜片基弧变平 0.25 D,镜片总直径增加 0.5 mm;镜片基弧变陡 0.25 D,总直径减小 0.5 mm.

一般情况下,镜片基弧应比角膜的曲率稍平,以获得较好的泪液循环。角膜散光较高时应使用较陡的基弧。较平的基弧会使镜片偏心移位、配戴不适。对于远视的配戴者也应选用较陡的基弧,因为正镜片的重心前移,瞬目时可能发生镜片脱落。

(三)周边弧的曲率和宽度

镜片光学中心以外的弧面为周边弧。周边弧的设计可分为球面和非球面两种。球面设计有一个弧(双弧设计)、两个弧(带有一个第二弧和周边弧的三弧设计)和三个弧(带有第二弧、中间弧和周边弧的四弧设计)。非球面设计周边弧从中央到周边曲率半径逐渐增大。镜片周边弧没有光学作用,它具有以下功能:①防止镜片移动时,镜片的边缘擦伤角膜的表面。②允许适当的泪液循环,以维持角膜的代谢。③支撑镜片边缘的泪新月,从而产生镜片中心定位的力量。

镜片边缘到边缘角膜的垂直距离称为边缘间距。在其他镜片参数保持不变时,周边弧变平或周边弧宽度增加,边缘间距将随之增加。较平和较宽的周边弧有利于泪液循环和碎屑的排出。

(四)镜片厚度

镜片前、后曲面的垂直距离称为厚度,以毫米为单位。镜片厚度分为镜片中心厚度(ct)、旁中心厚度和边缘厚度等。正镜片的中心较厚,镜片重心偏前;负镜片的中心厚度比周边薄,重心偏后。

镜片过薄影响镜片的操作、耐用性和角膜散光的矫正;镜片过厚可影响镜片的透氧性、舒适性和稳定性。

(五)边缘厚度和设计

镜片边缘常采用双凸透镜的设计形式,即前表面包括光学区部分和周围变薄变平的载体部分。光学帽和载体部分之间为厚度为 0.12~0.13 mm 的结合部。

对于镜片屈光力高于-5.00 D 的边缘常采用正双凸透镜的设计形式,因为不使用这种形式,镜片边缘的厚度将大于 0.20 mm。正双凸透镜可消除厚边缘所产生的镜片异物感、镜片下移、角膜干燥等问题。

低于或等于 1.50 D 的负镜片和所有的正镜片常使用负双凸透镜的设计形式。负双凸透镜设计可增加镜片边缘的厚度以加强镜片边缘与眼睑的相互作用,消除镜片下移。

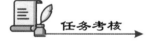

任务考核

选择题

1. 不属于硬性透气性角膜接触镜优点的是(　　)
   A. 硬度,矫正视力清晰,耐用　　　　　　B. 良好的加工性能
   C. 良好的泪液循环　　　　　　　　　　　D. 镜片的可塑性和适应时间

2. 不属于 RGP 镜片禁忌证的是(　　)
   A. 偶尔戴镜者、生活不规律者　　　　　　B. 习惯于 SCL,视力要求不高者
   C. 眼睑过紧、眼干燥症、浓妆等　　　　　D. 高度近视、远视,近视控制

3. 角膜曲率计可定量反映角膜一定范围的形态特征,大约(　　)
   A. 5 mm　　　　　　　　　　　　　　　　B. 3 mm
   C. 7 mm　　　　　　　　　　　　　　　　D. 9 mm

4. 下列情况不属于 RGP 镜片禁忌证的是(　　)
   A. 高度近视　　　　　　　　　　　　　　B. 习惯配戴软镜,对视力要求不高
   C. 偶尔戴镜者　　　　　　　　　　　　　D. 经常化浓妆者

任务二 | 硬性透气性角膜接触镜的规范验配程序

【学习目标】

①掌握硬性透气性角膜接触镜的规范验配程序。②掌握硬性透气性角膜接触镜的参数选择方法。③掌握硬性透气性角膜接触镜的适配评估方法。

RGP镜片的验配不仅是一门技术,也是一门艺术。正确的验配不仅使配戴者配戴舒适,获得清晰良好的视力,并且可避免一些可能发生的并发症。具备验配的知识固然重要,经验的积累更为重要。

在进行规范验配时,首先选择RGP镜片的种类(材料、透氧性、设计),然后根据角膜曲率半径测定值选择RGP镜片的直径和基弧,并利用荧光素染色显像(FLP)观察,评估RGP镜片与角膜的配适状态,并对直径和基弧进行调整,获得良好配适状态后再追加矫正确定屈光度,然后开具完整的RGP镜片处方。正式戴镜前需对患者进行使用指导和培训,并制订定期复查计划。

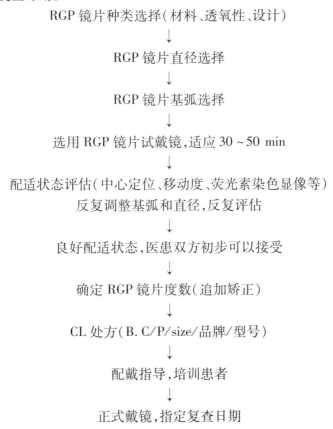

RGP镜片种类选择(材料、透氧性、设计)

↓

RGP镜片直径选择

↓

RGP镜片基弧选择

↓

选用RGP镜片试戴镜,适应30~50 min

↓

配适状态评估(中心定位、移动度、荧光素染色显像等)
反复调整基弧和直径,反复评估

↓

良好配适状态,医患双方初步可以接受

↓

确定RGP镜片度数(追加矫正)

↓

CL处方(B.C/P/size/品牌/型号)

↓

配戴指导,培训患者

↓

正式戴镜,指定复查日期

一、病史采集

验配RGP镜片首先在于选择合适的配戴者,查明欲配戴RGP镜片的配戴者有无配戴的禁忌证。

(一)问诊

1. 配戴者的一般情况,包括年龄、性别、职业、工作性质和工作环境、嗜好、休闲方式、体育运动、是否吸烟等。

2. 配戴者的全身状况,有无免疫性疾病、心理素质等。

3. 配戴者的眼部疾患史。

4. 配戴者配镜的目的、动机和对视力的需求。

5. 戴镜史,尤其是角膜接触镜配戴史;既往角膜接触镜配戴出现或存在的问题。

以上的情况通常通过问诊获得。问诊的步骤和要求与软镜验配类似。

二、屈光检查和眼部检查

1. 眼部健康检查　和软镜验配相似,参阅软镜验配的相关内容。

2. 眼部数据的测量　RGP镜片的验配方法分为经验法和试片法。

(1)经验法:根据RGP镜片生产厂家提供的验配指南,通过眼部数据测量和一定的验配软件获得配戴者RGP镜片的数据,然后向厂家定片。

(2)试片法:通过眼部数据测量,选择试戴片进行试戴,通过动态和静态评估,从而获得满意配适的镜片参数,进行定片。

所以,不管是经验法还是试片法,都必须首先进行眼部数据的测量。测量和软镜验配相似,参阅软镜验配的相关内容。

3. 验光　准确的验光,尤其是进行双眼平衡后确定的配戴者屈光不正的值对于镜片屈光力和残余散光的计算非常重要。残余散光可使用下列公式计算:

$$残余散光 = 验光散光 - 角膜散光$$

三、试戴镜片的选择

(一)诊断性试戴

经验法需要丰富的验配经验和全面镜片设计的知识。在此仅讨论试片法验配。使用试片法首先根据前面测定的数据和验光结果选择试戴片,进行评估,然后进行调整,直到使用试戴片获得满意的配适结果。

最常见的试戴片为20片不同曲率半径的-3.00 D的镜片,镜片直径为9.4 mm,光学区直径为8.0 mm。最好选用定制厂家提供的与定制片材料相同的试戴片。

1. 镜片直径的选择　典型的RGP镜片分为三类:大直径镜片,直径>9.2 mm;中直径镜片,直径为8.8~9.2 mm;小直径镜片,直径为8.0~8.8 mm。镜片直径的选择取决于以下几个因素。

(1)配戴者的眼睑情况:镜片理想的配适应在配戴者注视正前方时,镜片的上边缘略置于上睑之下,镜片的下边缘恰与下睑缘平齐,所以选择镜片的直径应比睑裂的高度大 1.0～1.5 mm。

(2)角膜和瞳孔直径:镜片总直径通常选择小于虹膜可见径2 mm 的试戴片。光学区直径应大于在暗环境下瞳孔的直径。

(3)配戴者的屈光力:远视的配戴者应选择较大总直径和光学区直径的试戴片。同时,也应考虑角膜曲率、眼睑张力等因素。

2. 镜片基弧的选择　镜片基弧的选择的基本目的是获得镜片与角膜中心部和旁中心部最佳配适关系。首先根据角膜的曲率半径选择试戴片的基弧。根据平 K 值和陡 K 值计算出角膜散光值($\triangle$K)。然后根据角膜曲率的平 K 值、角膜散光值、镜片直径等因素选择第一片诊断性试戴片的基弧。

(1)表格法:RGP 镜片诊断镜片基弧的选择方法见表4-2。

表 4-2　RGP 镜片诊断镜片基弧的选择

角膜散光/D	0.00～0.50	0.75～1.25	1.50	1.75～2.00	2.25～2.75	3.00～3.50
试戴片基弧/D	-0.50～-0.75	-0.25～-0.50	平 K 值	+0.25	+0.50	+0.75

(2)计算法:根据角膜散光的值,当散光≤1.50 D 时,选平 K 值或平 K 值加0.05 mm;当散光>1.50 D 时,选平 K 值减 0.05～0.15 mm。根据上述方法获得试戴片的基弧值,再根据镜片直径进行调整。如果镜片直径较大,加大基弧;镜片直径较小,减小基弧。由于角膜曲率计的测量值仅反映角膜中央的情况,周边角膜的非球面的情况无法了解,最后需要试戴片试戴评估后才能选择合适的镜片基弧。

(二)配适评估

选择第一片诊断性试戴镜片为配戴者戴上,等待 15～20 min,配戴者眼睛无明显的异物感和流泪,镜片处于稳定状态时,对镜片的配适情况进行动态和静态的评估。

1. 动态配适评估　动态配适评估指配戴者向正前方注视,观察镜片中心与角膜中心的位置关系;配戴者瞬目时,观察镜片移动的方向、速度和幅度;瞬目结束后,镜片恢复的位置、方向和速度。

(1)中心定位:镜片中心定位的定量评估方法同软镜,即标定镜片几何中心的坐标位置。镜片配适理想的中心定位为:偏位<0.5 mm,上睑略覆盖镜片边缘。镜片偏位说明镜片的直径偏小或基弧偏平,可换用直径较大或基弧较陡的试戴片。

(2)镜片活动:镜片活动的定量评估方法同软镜,即让戴镜者向前平视,缓慢瞬目,观察镜片移动的相对位置和状况。

1)移动的方式有以下 4 种。①垂直下落型:瞬目后镜片上移,继而很快垂直下落,回到角膜中心。②动摇不定型:镜片下落过程中向鼻侧或颞侧绕行。③顶部转动型:镜片在下落过程中发生旋转。④上睑控制型:瞬目后,镜片被上睑固定较长时间不下落。以上方式以垂直顺滑型最为理想,其余(如陡峭、适宜、平缓)均为配适不良的表现(图4-2)。

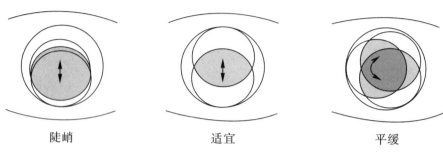

陡峭　　　　　　　　　适宜　　　　　　　　　平缓

图 4-2　RGP 镜片在角膜表面的活动度（判断镜片配适状态）

2）移动度：为镜片几何学中心的移动量，测量方法为观察镜片下缘相对于下方角膜缘的移动量，以 1~2 mm 为理想。移动过多会导致配戴舒适性差、视力不稳定和容易出现结膜染色；移动度过小会使泪液交换差，易出现角膜染色和角膜变形。

3）覆盖度：在任何眼位，镜片光学区始终需要覆盖瞳孔。

2. 静态配适评估　静态配适评估是对镜片后表面与角膜之间的关系进行评估。镜片与角膜之间的间隙由泪液充填，形成一层泪液层。为了便于观察这种充填状态，一般使用荧光素染色，并用裂隙灯显微镜钴蓝光照明进行观察。

（1）方法：用少许生理盐水湿润荧光素条，让配戴者向下看，用荧光素条轻轻接触上方球结膜进行染色，然后让配戴者瞬目，使荧光素均匀扩散到整个结膜囊。切忌荧光素使用过多，会引起配戴者刺激性流泪，导致镜片前表面也被荧光素染色，影响观察。使用裂隙灯显微镜钴蓝光源照明，以弥散投照法低倍率及黄色滤光镜观察。通常在第一眼位进行观察，验配者可借助上下眼睑推动镜片，使之定位在角膜中央，进行评估。RGP 镜片与角膜之间泪液充盈较多，表现为颜色较深的暗绿色；充盈较少，表现为颜色较浅的淡绿色。

（2）评估：戴镜后的镜片染色区域分为中心区、旁中心区、边缘和泪液距隙等四个区域进行评估（图 4-3）。

1）中心区：如果镜片基弧与角膜匹配，镜片与角膜呈平行关系，可观察到中心区有均匀、淡色的荧光素层；如果基弧偏小，镜片如拱

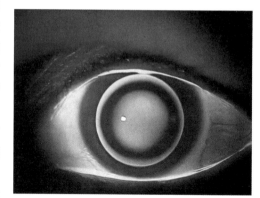

图 4-3　RGP 镜片荧光染色后静态评估分区

形罩在角膜表面，可观察到中心区荧光素聚集；如果基弧偏大，镜片中央与角膜接触，无荧光素进入，可观察到中央区呈一个近圆形的暗区（图 4-3）。

2）旁中心区：如果镜片基弧与角膜匹配，旁中心区也为平行配适，和中心区一样，可观察到均匀、淡色的荧光素层；如果基弧偏小，镜片旁中心区与角膜接触，可观察到一条360°的黑色暗区；如果基弧偏大，镜片旁中心区相对翘起，可观察到较宽的荧光素染色（图 4-3）。

3）边缘和泪液距隙：边缘的评估包括宽度和深度（即镜片后表面与角膜之间的泪液

距隙),是静态评估的重要部分。如果镜片基弧与角膜匹配,镜片边缘染色带宽约 0.4 mm,泪液距隙约 60～70 μm;如果基弧偏小,边缘染色带极细,中央泪液距隙较宽,大于 90 μm;如果基弧偏大,边缘染色带较宽,中央泪液距隙较细(图 4-4)。

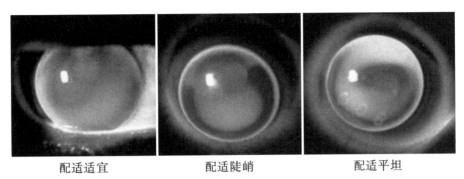

配适适宜　　　　　　　配适陡峭　　　　　　　配适平坦

图 4-4　RGP 镜片不同配适荧光染色表现

(三)镜片屈光度的确定

RGP 镜片屈光度的确定常通过戴镜验光的方式获得,所谓的戴镜验光是指在配适良好的试戴片上做戴镜验光。球性 RGP 镜片的戴镜验光只需要进行球镜的验光,方法是不加任何柱镜镜片,先用正球镜雾视后,再用增加负球镜或减少正球镜来进行去雾视。获得最佳视力所加的最小负度数或最大正度数即为戴镜验光度数。球性 RGP 镜片的度数为试戴镜片的度数(一般为-3.00 D)加上经过顶点距离换算后的戴镜验光度数,因为戴镜验光所得的度数为眼镜架平面上的度数,需要经过顶点度换算后才可以加到试戴镜的度数上。

配戴 RGP 镜片的屈光力度数受泪液透镜的影响较大,对配戴者屈光不正的矫正实际包括镜片本身的屈光度和泪液镜度数。当镜片的基弧大于角膜的前表面曲率半径时,即镜片的基弧比角膜的前表面更平坦,此时产生负度数的泪液镜,镜片基弧小于角膜前表面曲率半径时,产生正度数的泪液镜。

镜片的基弧比角膜的前表面更平坦时,镜片的度数除了要矫正眼睛的屈光不正外,还需要一个正度数来中和负度数的泪液镜,即镜片度数为眼屈光不正度数加上一个正度数(该度数数值与负泪液镜度数相等),该关系称为 FAP 法则,即平加正法则。镜片的基弧比角膜的前表面更陡峭时,镜片的度数为眼屈光不正度数加上一个负度数(该度数值与正泪液镜度数相等),该关系称为 SAM 法则,即陡加负法则(steep add minus)。

FAP 法则和 SAM 法则也常用于镜片基弧改变后引起镜片度数的改变,如镜片的基弧变平坦后,会产生一个额外的负度数泪液镜要中和,要保持原来的矫正效果需将原镜片度数再增加一个正度数(FAP 法则)。如镜片的基弧变陡峭后,会产生一个额外的正度数泪液镜要中和,要保持原来的矫正效果需将原镜片度数再增加一个负度数(SAM 法则)。一般 0.05 mm 的基弧改变会产生 0.25 D 的度数改变,0.1 mm 的基弧改变会产生 0.50 D 的度数改变。但这关系运用时应谨慎,特别是针对过平坦或过陡峭的角膜和基弧时,该对应关系会失去准确性。

【例】现有试戴片的度数的最小等级为 0.1 mm,如 7.8 mm、7.9 mm、8.0 mm。给一配戴者试戴试戴片,参数为基弧 7.70 mm、直径 9.5 mm、度数 −3.00 D,荧光评价发现镜片过陡峭;换另一试戴片,参数为基弧 7.80 mm、直径 9.5 mm、度数 −3.00 D,荧光评价发现又过于平坦,用第二个试戴片进行戴镜验光为 −8.00 D,5.0 视力。如确定最合适的基弧为 7.75 mm,求 RGP 镜片的度数。

解:戴镜验光的试戴片参数为:基弧 7.80 mm,直径 9.5 mm,度数 −3.00 D;

戴镜验光:−8.00 D,5.0 视力;

顶点距离换算:−8.00 D 换算为 −7.25 D;

试戴片基弧为 7.80 mm,镜片度数 −3.00 D+(−7.25 D)= −10.25 D;更改基弧为 7.75 mm,比试戴片基弧 7.80 mm 陡峭了 0.05 mm;

根据 SAM 法则,需加上 −0.25 D,所以基弧为 7.75 mm 时,镜片的度数为 −10.50 D。

(四)RGP 镜片处方

一般包括镜片厂家、商品名、材料、基弧、屈光度、直径和特殊定制要求。

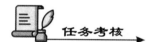

一、选择题

1. 镜片材料的透氧性能是由下列哪种组合决定的(　　)
   A. 氧的传导性和镜片厚度　　　　　　　B. 氧的弥散系数和镜片厚度
   C. 氧的传导性和氧的溶解系数　　　　　D. 氧的弥散系数和溶解系数

2. 能影响 RGP 活动度和泪液循环的是(　　)
   A. 角膜厚度　　　　　　　　　　　　　B. 角膜内皮细胞的数量
   C. 镜片边缘翘起　　　　　　　　　　　D. 屈光度

3. RGP 试戴评估——静态评估需要(　　)
   A. 点入荧光素,用裂隙灯显微镜的钴蓝光滤光片
   B. 只需要偏振光滤光片
   C. 只需要无赤光滤光片
   D. 用眼睛直接观察或者使用角膜地形图观察

4. −RGP 镜片基弧为 7.60 mm,荧光素配适显示明显的中央积聚,不改变镜片的直径,哪种基弧最合适(　　)
   A. 7.40 mm　　　　　　　　　　　　　B. 7.55 mm
   C. 7.60 mm　　　　　　　　　　　　　D. 7.75 mm

5. RGP 镜片理想的中心定位为(　　)
   A. 镜片完全居中定位,上睑与镜片边缘相切

B. 偏位≤0.5 mm,上睑充分覆盖镜片边缘

C. 偏位≤1 mm,上睑与镜片边缘相切

D. 偏位≤1 mm,上睑充分覆盖镜片边缘

二、案例分析

某女,22岁,因主诉"配戴美瞳觉得清晰度不佳"前来就诊,希望找到合适的方法解决问题。

1. 应该为该配戴者做哪些检查?

2. 合适的处理方法是什么?

任务三　硬性透气性角膜接触镜的配戴与护理

【学习目标】

①掌握硬性透气性角膜接触镜的摘戴操作指导。②熟悉硬性透气性角膜接触镜的护理方法。③熟悉硬性透气性角膜接触镜的发放指导。

RGP镜片的验配必须熟练掌握镜片的配戴和取出方法。镜片发放时,指导配戴者配戴和取出。在进行戴镜和摘镜操作时,配戴者应坐在桌子前,而不是水池前,在桌上铺上一块布或毛巾。同时准备一个可调节角度的镜子。每次操作镜片前,应避免油性物质,如护手霜、洗手液或化妆品,双手应充分清洗干净。验配者应作出相应的示范。

一、硬镜的配戴和取出

(一)硬镜的配戴

从镜盒中取出镜片,使用护理液冲洗;养成一次操作一片镜片的习惯,并且总是从同一镜片开始,例如每次都是先配戴右眼镜片,然后配戴左眼镜片。把镜片放在手指上,然后在桌面上开始操作。

1. **配戴者戴镜方法**　配戴者自己戴镜有多种方法,这里介绍几种,适合不同类型的配戴者。

(1)配戴方法一:以戴右眼镜片为例(图4-5)。首先在镜片凹面滴入一滴润眼液,左手的示指或无名指放在上睑睫毛上向上固定上睑,用右手的无名指固定下睑,镜片放在右手的示指尖,双眼睁开并通过镜片注视前方镜子,把镜片放在角膜上,然后放开右手示指,向下注视,放开下睑,最后放开上睑。

戴左眼镜片时,具体操作与右眼相似,即右手固定上睑,左手固定下睑。

操作过程中需注意,放镜片在角膜上时,配戴者应固定好上睑。常见的错误是戴镜时配戴者闭上另一只眼,这会导致配戴者的眼睛向上转,镜片被放在巩膜上。告诉配戴者保持双眼睁开,直到把镜片放在角膜上,然后向下看,再松开眼睑。

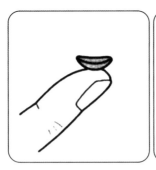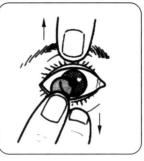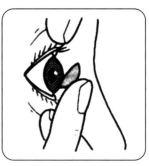

图 4-5　RGP 戴镜方法

（2）配戴方法二：左手示指固定上睑；左手无名指固定下睑，然后把镜片放在角膜上。向下看，松开下睑，然后放开上睑。

（3）配戴方法三（单手技术）：把镜片放在无名指上，用示指固定上睑，环指固定下睑，放镜片在角膜上。向下看，松开下睑，然后松开上睑。

（4）配戴方法四：适用于指甲较长或手不稳定的配戴者。镜片放在右手的中指侧面；左手示指固定上睑，右手示指侧面向下固定下睑，滚动手指使镜片放在角膜上，向下看，松开下睑，然后松开上睑。

2.验配者戴镜方法　验配师站在配戴者右侧，镜片放在右手示指，左手中指固定配戴者的上睑，右手中指固定下睑。为了避免配戴者由于畏惧而闭眼，必须对眼睑睫毛施加一定的压力。请配戴者注视远处的目标，验配师把右手示指上的镜片放在配戴者的角膜上，然后指导配戴者向下看，松开下睑，再松开上睑。

（二）硬镜的取出

镜片的取出也有几种方法，使用的方法主要依据配戴者眼睑的张力、镜片的设计和配戴者的选择。

1.剪切法一　这是最容易的方法。眼睛注视前方并稍微向鼻侧，注意不是颞侧。摘除右眼镜片时，使左手形成碗形，放在眼睛下方以接住镜片。尽可能睁大眼睛，同时张大嘴巴可能有帮助。把示指放在外眦，轻轻拉紧眼睑，然后轻轻眨眼，不需用力，用左手接住脱出的镜片或从睫毛上取下镜片。

常见错误：转头以至于眼睛转向颞侧；拉眼睑向上、向下，而不是向外；睁眼不够大或使劲眨眼。对于眼睑松弛、下睑位置高、镜片直径较大者，使用这种方法较为困难。

2.剪切法二　适用于单手的配戴者。眼睛注视的方向同前。取下右眼镜片时，左手的中指放在外眦，同时用左手接住镜片。变通的方法是把右手拇指放在右眼外眦部，同时用右手掌接住镜片。

3.二指法（双指挤压镜片法）　与验配师为配戴者取出镜片的方法相同。配戴者固视正前方，左手示指拉开上眼睑，右手示指拉开下眼睑，使上下眼睑刚好在镜片的上下边缘，挤压上下眼睑直至镜片脱离角膜。

4.吸棒法 充分清洗吸棒。对着镜子,用戴镜侧手的拇指和示指打开上下眼睑,另一只手持吸棒,将镜片吸着后取出。需注意的是,吸附前一定得看清镜片的位置,切勿把吸棒吸在角膜上。

(三)镜片移位的处理

有时由于操作失误,镜片不能正确放置在角膜上,或者配戴过程中,由于种种因素,镜片偏离角膜。如果配戴者感觉到单眼视物模糊,应估计到镜片的移位,可通过下列方法使镜片复位。

首先确定镜片的位置。通过镜子可找到镜片的位置,如果没有镜子,可用手指轻轻放在眼睑的不同区域找到镜片,通过眼睛向不同的方向转动也可确定镜片的位置。然后,眼睛向镜片相反的方向转动;双手示指通过挤压上下眼睑边缘,将镜片轻轻向角膜方向推动,注意手指不能接触镜片;当镜片靠近角巩膜缘时,佩戴者慢慢向镜片方向注视,直至镜片复位。

二、RGP 镜片的护理和保养

(一)RGP 镜片护理系统的一般性质

1.等渗 通常与泪液的渗透压相等,相当于 0.9%～1.0% 的 NaCl 溶液。

2.pH 添加不同的防腐剂,pH 不同。一般接近泪液 pH,一些防腐剂需要酸性的 pH(<7.0),而另一些防腐剂需要碱性的 pH。

3.缓冲 护理液必须借助一定的缓冲剂以维持一定的 pH。一些可以进入眼睛中的溶液由于与泪液的 pH 相似,可被高度缓冲。酸性和碱性较高的溶液由必须被泪液中和至生理性 pH,不能被高度缓冲。常见的缓冲剂有磷酸盐、硼酸盐、柠檬酸、醋酸和碳酸氢钠。缓冲剂的使用取决于护理液中的其他成分,如硼酸盐不与杀藻胺(BAK)兼容,并且会与聚乙烯醇或酒精溶液形成凝胶。空气中的 CO_2 溶解在溶液中形成碳酸,可使未缓冲的溶液变成酸性。

(二)RGP 镜片护理系统的主要成分

1.防腐剂 有杀藻胺、氯代丁醇、乙基汞硫代水杨酸钠、洗必泰、乙二胺四乙酸(EDTA)和乙二胺四乙酸磷酸氢二钠等。

2.黏性增强剂 常用的黏性增强剂有甲基纤维素、羟乙基纤维素、藻朊酸羟丙酯纤维素、白明胶、聚烯吡酮、吡咯啉乙烯聚合物、聚乙二醇。

3.湿润剂 常用的湿润剂有聚乙烯醇、聚山梨醇酯。

(三)护理液的类型

护理液可分为有单独用途的护理液和联合护理液。联合护理液中一些成分的效果常常较差。

1.单独用途的护理液

(1)湿润液:使镜片具有亲水性,以加强镜片表面的湿润性,从而可以缓冲镜片与角膜和眼睑的摩擦。除可用湿润剂外,也可联合或单独使用黏性增强剂。用于镜片配戴前,如果用于镜片的浸泡往往过于黏滞。

（2）浸泡液：浸泡液用于保持镜片含水，同时消毒镜片，防止沉淀物干燥堵塞镜片微孔。防腐剂浓度相对较高。

（3）清洁剂：清洁剂用于去除镜片表面的沉淀物；常含去污剂和研磨剂微粒（硅、氧化铝）。清洁剂也可能含有酒精，因而不能用于浸泡镜片，否则会使镜片变形和卷曲。清洁剂在减少微生物中相当重要，但进入眼睛中会引起明显的不适。

2. 各种联合护理液

（1）湿润-浸泡液：这种合剂比单独的浸泡液更黏滞；消毒效果较差。优点在于配戴者使用方便，从而增加配戴者对镜片护理的依从性。

（2）浸泡-清洁剂：用于镜片浸泡，但效果比清洁剂差。

（3）全能护理液：为湿润液和浸泡液组成的调节合剂加清洁剂。目前市面上常用的RGP镜片多功能护理液有博士顿 TM 新洁 TM 硬性接触镜护理液、Menicare Plus 硬性接触镜多功能护理液、培克多接触镜护理液。注意因为硬镜和软镜护理液成分不同，不能交互和替代使用，否则会致护理效果不佳且会使硬镜变形，缩短使用寿命。

（四）酶清洁剂

酶清洁剂用于去除 RGP 镜片表面的蛋白沉淀，对于配戴者没有任何副作用，有清洁酶片和液体酶清洁剂两种。清洁酶片一般每周使用一次，对于镜片内面有结垢现象的配戴者很有用。清洁酶片放在镜盒中加一定的浸泡溶液使用。

（五）镜盒

制作镜盒的材料不能与溶液起反应，以免吸收溶液或使溶液失效，镜盒不能含有可被溶解的材料，也不能含有多孔渗水的材料以免隐藏细菌。应使用硬塑料制成的镜盒，镜盒内面应有棱纹，而不是光滑的，以免镜片粘连在镜盒上。镜盒应易于清洁；镜片放置在镜盒中时应浸泡在足量的溶液中；密封良好，明显可见的右和左标记，以避免两眼的镜片混淆。

（六）RGP 镜片的护理程序

1. 洗手　戴镜和摘镜前，先用不含药物或香精的肥皂彻底清洗双手，用不脱毛的毛巾和纱巾擦干。

2. 镜片的清洁与保存

（1）清洁镜片：常用的镜片清洁方法有两种。①用一手的拇指、示指和中指夹持镜片，滴几滴硬镜多功能护理液，认真揉搓清洗20次左右。另一只手在下方，手心朝上弯曲以免镜片脱落时掉在地上。②镜片凹面向上，平放在一手掌心，滴几滴硬镜多功能护理液，用另一只手的示指指腹进行放射状揉搓冲洗20次左右。若示指指腹面积较大，可用环指或小指指腹进行揉搓，可更好地摩擦镜片，减少镜片变性破碎的可能性。

（2）冲洗镜片：因硬镜多功能护理液中化学成分浓度较高，护理液若直接接触眼睛，对眼睛产生的刺激症状明显，故硬镜配戴前，必须用盐水或流动的洁净水冲洗镜片。方法是用一手的拇指、示指和中指夹持镜片，用盐水或流动的洁净水边冲边洗镜片，直到镜片表面不再感觉到光滑，有略微涩的感觉即可。

（3）保存镜片：镜片应放置在专用的镜盒中保存，以免划伤或弄丢镜片。配戴者在取下镜片后,应该总是将镜片浸泡在护理液中,而不是使镜片处于干燥状态。镜片的浸泡具有消毒、加强表面湿润和维持水化状态的作用,同时可避免镜片与镜盒发生摩擦导致镜片划伤。每天从镜盒取出镜片后,应将其中的护理液倒掉,冲洗干净,保持镜盒的干燥,不能在残留护理液的镜盒中添加新的护理液。应定期使用牙刷和肥皂清洗镜盒,每3~6个月应更换一次镜盒。

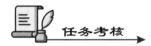

一、选择题

1. 在 RGP 镜片配发时,必须对配戴者进行以下的教育,除外(　　)

　　A. 镜片护理的指导　　　　　　　　B. 镜片参数的特性介绍

　　C. 正常的适应期症状　　　　　　　D. 随访周期

2. 对于一位新的配戴者,在配戴第一片 RGP 时,以下与配戴者沟通的句子中,比较合适的是(　　)

　　A. 您将会感觉到镜片摩擦您的眼睛,因为它在移动,不需要担心

　　B. 不需要担心,如果您觉得不舒服,我会马上把镜片取出来

　　C. 您将会感觉到镜片在您的眼睛上移动,而且您的眼睑在镜片边缘移动,镜片放入眼后,您向上看天花板和经常瞬目

　　D. 您将会感觉到镜片在您的眼睛上移动,而且您的眼睑在镜片边缘移动,这种初始的镜片感完全正常,它会随着时间而消失

二、思考题

RGP 镜片的验配程序是什么?

任务四　硬性透气性角膜接触镜的随访计划

一、RGP 镜片的配戴适应

RGP 镜片与软镜不同,需要较长的适应期。每个配戴者适应的时间各不相同,一般10~14 d 可以完全适应,没有异物感。个别配戴者可能持续一个月左右。正常适应的症状包括流泪、轻微的刺激、间歇性的视物模糊、轻度红眼和对光、风、烟和灰尘敏感等。异常的症状包括突然的疼痛和烧灼感、严重持久的虹视、严重的红眼、眼分泌物、换戴框架眼镜后视物持续模糊 1 h 以上、镜片与眼睛粘连等。详细讨论见后述章节。

根据配戴者的情况,第一天,也即配发当日,配戴 2~4 h。之后隔日增加 2 h,直到一周到十天时,开始全日配戴。配戴增加的时间依据配戴者适应的症状、体征和随访检查的情况而定,如果由于各种原因中断戴镜,重新开始戴镜应重新开始适应。日戴型镜片一周左右适应后可每天配戴 16 h 左右。长戴型镜片在完成日戴型镜片的适应期后的适应期,即可配戴过夜,如无异常,可连续配戴,每 3~4 天,取镜一夜。

二、RGP 镜片的随访

镜片发放给配戴者配戴后,应定期随访复查。每次复查评估应在配戴者至少戴镜 4 h 以后,所以通常应让配戴者在下午复查。

1. 日戴型镜片的随访时间　第一次:配发后的第一周。第二次:第一次复查的一个月后。第三次:第二次复查的 3 个月后。以后按计划每 3 个月复查一次。

2. 长戴型镜片的随访时间　第一次:配发后的第一周(日戴)。第二次:第一次长戴的 24 h 后。第三次:长戴的一周后。第四次:第三次复查的两周后。第五次:第四次复查的一个月后。第六次:第五次复查的 3 个月后。以后按计划每 3 个月复查一次。

随访复诊的内容和程序同软镜的随访复诊一样。

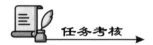

任务考核

选择题

下列材料透氧性最低的材料是(　　)

A. ES　　　　　　　　　　　　　　　B. EO

C. PMMA　　　　　　　　　　　　　D. XO

项目五

角膜塑形镜的验配

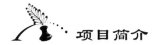 **项目简介**

角膜塑形术最早可追溯到 20 世纪 60 年代,有临床医生发现材料聚甲基丙烯酸甲酯会对角膜弧度产生影响,从而屈光度有所下降,裸眼视力有所提高。角膜塑形术是一种可逆性非手术的物理矫治方法。本项目通过探讨接触镜的原理与验配方法,来帮助广大临床医师及验配师熟练掌握此近视防控手段而更好地服务临床。

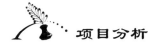 **项目分析**

角膜塑形镜是目前公认的青少年控制近视的有效方法之一。本项目不仅可以学习塑形镜的设计原理,塑形原理及在验配过程中的方法技巧,而且就市面上不同设计方法塑形镜的验配方法展开讨论。

任务一 | 角膜塑形镜的推介与沟通

【学习目标】
①掌握角膜塑形镜的镜片设计及适用范围。②熟悉角膜塑形镜的作用原理。③了解角膜塑形镜的历史和发展。

一、角膜塑形镜的概念

随着青少年近视发病率的逐年提高,控制青少年近视发展已成为眼科医师和视光师共同关注的话题。角膜塑形术作为一种有效减缓近视进展的技术目前也备受大家关注,那么角膜塑形镜究竟是什么,它的优点在哪里?

现代角膜塑形术是通过特别设计的角膜塑形镜,主动、有步骤、渐进、科学地改造角膜前表面的曲率,以期达到降低近视度数,从而提高摘镜视力的一门技术。角膜塑形镜是一种特殊设计的隐形眼镜,是通过改变角膜前表面形态矫正眼屈光不正的硬性高透气性接触镜。镜片中央部平坦,旁中央区陡峭,戴在角膜上通过眼睑的挤压作用和泪液的按摩作用,使角膜组织重新分布,从而降低屈光度,矫正近视,达到塑形的效果。

使用角膜塑形镜达到最佳视力后,仍需继续使用镜片来维持摘镜后的清晰视力效果。这是因为塑形镜改变角膜曲率是可逆的,停戴之后被压平的角膜还会反弹回来,近视度数还会回到塑形前的度数。激光治疗切削角膜后角膜曲率改变不可逆,这是角膜塑形术与激光手术治疗方法的主要不同之处。

角膜塑形镜矫正近视的优点:①采用夜戴的戴镜方式,白天可维持良好视力;②为非手术性治疗,可逆且相对安全;③短期内视力可提高,近视度数降低明显;④国外的研究显示角膜塑形镜能够在一定程度上控制近视加深,尤其适合青少年;⑤治疗范围较宽,青少年患者不宜做准分子激光手术矫正近视,可用角膜塑形镜。

二、角膜塑形镜的工艺进展

回顾过去,角膜塑形镜的发展坎坷而具有挑战性。人们通过大量的临床数据与实践奠定了现今角膜塑形镜的伟大事业。当然目前的角膜塑形镜还未达到十全十美,仍需要我们不断探索与挑战。

在角膜接触镜之前,仅有 PMMA 制成的巩膜镜。这种镜片覆盖角膜和部分巩膜,直径很大,由于 PMMA 无法透氧因此戴后角膜很容易缺氧,容易出现角膜水肿。20 世纪 40 年代末,美国视光师首次申请了角膜接触镜的专利,材料是 PMMA。20 世纪 40 年代末设计的角膜接触镜直径较小,但其设计除了直径较小外,其镜片基弧比角膜曲率平坦 1 ~ 2 D,目的在于使镜下泪液交换较好,有利于排除镜下角膜代谢产物,提高氧气供给,大幅度减轻了角膜水肿,可戴较长时间。20 世纪 50 年代,美国已经有不少人配戴这种角膜接触镜,并且通过临床实践发现不少病例配戴这种角膜接触镜后,角膜的弯曲度变得相对平坦,这些患者无意中成为首批偶然应用了“角膜塑形镜”的病例。角膜塑形现象的学术报告最早见于 1962 年的第七届国际角膜接触镜会议上,有视光师惊异地发现配戴者误戴弧度比眼睛平的硬质角膜接触镜,可以稍许降低眼睛的近视程度,从而提高不戴眼镜时的视力,其后不久该种技术被定名为角膜塑形。第一代角膜塑形镜的镜片设计还是相对较大、较平的大光学区镜片,总直径达 10.0 mm,光学区直径达 8.4 ~ 8.6 mm,因此镜片配戴的稳定性、中心定位不理想,还会有引起带入性散光的副作用,效果不佳,导致第一代角膜塑形镜一直没有得到重视。

20 世纪 70 年代初,有人设计出第二代角膜塑形镜,即将镜片内表面设计为三个固定的弧面,让配戴眼在 3 ~ 4 个月定期更换 3 ~ 4 副镜片,从而以循序渐进的方式矫正近视,最大限度可以矫正 300 度左右近视。

20 世纪 90 年代,角膜塑形镜出现了第三代产品,以将镜片内表面设计为 4 个以上的弧面为特点,同时采用了高透氧的镜片材料,以及高旋转速度的切削工艺,使镜片有可能仅在夜间配戴,无须定期更换多副镜片,矫正近视的最大限度达到 600 度,甚至更多。这大大提高了角膜塑形镜的实用价值,使得配戴人群也日益增多。

如今全球有约 30 个国家和地区开展角膜塑形镜验配,每年约百万以上人接受角膜塑形术治疗。在加拿大和美国召开过 3 次全球角膜塑形技术大会,角膜塑形的效果令人鼓舞,安全性和有效性也受到专家肯定。美国、加拿大、澳大利亚、英国、新加坡等普遍开展,角膜塑形术是目前获得美国 FDA 批准,仅有的两种保证白天裸眼状态视力良好的矫正近视的方法之一(一种为角膜塑形术,另一种为准分子激光手术)。

随着镜片制作工艺的发展,特别是透气性硬性镜片材料的问世,科学家已逐渐研发出了更新、更好的镜片用于角膜塑形术。革新的反转几何镜片设计可提供更稳定的配适,通常需要更少的镜片(常为 1 片)就能很好地降低近视屈光度。

三、角膜塑形镜的基本设计原理

角膜塑形镜的基本设计理念是要达到安全、舒适、增视。如今市面上角膜塑形镜的设计主要分两大类,一类是 VST 设计,一类是 CRT 设计。本节将围绕这两大类设计参数的对比以及角膜塑形镜的作用进行阐述,让我们更深入地了解角膜塑形镜。

(一)角膜塑形镜的基本设计

角膜塑形镜镜片设计的基本原则是采用反转几何的设计方式,镜片的光学区后表面曲率(基弧)比角膜平坦得多,镜片的第二弧比镜片基弧陡峭。镜片的平坦基弧(BC)达到压平角膜中央形状的目的,即将角膜中央曲率半径变大,达到降低近视度数的效果;陡峭的第二弧(反转弧,RC)使中央泪液积聚,产生负压吸引作用促使中央部镜片对角膜的压平作用,同时可以容纳从基弧区移行过来的上皮组织;第三弧(定位弧或平行弧,AC)可以帮助镜片中心定位,同时积聚泪液,湿润角膜表面,增加镜片中心部分与角膜中央相互作用的安全性和有效性;第四弧区(周边弧,PC)可以引导泪液进入镜片和角膜之间,很好地完成泪液交换,提高配戴安全性和舒适性。

1. VST 设计产品　目前主流产品仍是四弧区设计。

(1)基弧区(BC):镜片后表面中央宽约为 6 mm 直径(不同品牌设计略有差异)的光学区基弧,其曲率半径称为基弧,基弧曲率半径以毫米为单位。基弧弯度比角膜前表面平,弯曲程度由预定矫正近视屈光度来决定。

(2)反转弧区(RC):为镜片的第二弧,紧邻基弧区,宽度为 0.60~1.2 mm,弧度比基弧陡,可比基弧陡峭 3.00~6.00 D,甚至陡 9.00 D 或更多,是整个镜片弧度最陡的区域,镜片在这一部位对角膜产生负压吸引作用,使角膜在顶部受压变平时,伴随中周部变陡,从而加速角膜外形重塑。

(3)平行弧区(AC):也叫配适弧或者定位弧。其弧度与旁中央角膜表面基本相近,比反转弧平,是配戴镜片时与角膜适配定位的弧面,其存在增加了镜片配戴的稳定性,有利于中心定位,同时也有利于第二弧区负压的形成。

(4)周边弧区(PC):明显比周边角膜平坦,边缘翘起与角膜之间的间隙为 0.06~0.07 mm,弧宽约 0.5 mm,有利于镜下泪液循环。

2. CRT 设计镜片参数组成　主要是由 3 个独立可调参数组成(图 5-1)。

(1)基弧区(BC):同 VST 设计。

（2）反转区（RZD）：连接平坦于角膜的基弧区域及平行于周边角膜的着陆区域，提供泪液堆积空间，形成抽吸力量，塑形角膜。可以设计成单矢高的 RZD，也可以设计成双矢高增加镜片稳定性，反转区（RZD）与着陆角（LZA）无联动关系，能独立直观精确地调整矢高。

（3）着陆角（LZA）：切线与水平的夹角，非弧形设计，LZA 与周边角膜相切式，"面"着陆在角膜上，安全舒适，调整镜片边翘，可以以 15 μm 为梯度改变镜片矢高。

VST 设计镜片是一种联动设计的镜片，每调整一个弧段，其他弧段也会发生相应的变化。CRT 设计镜片，三个弧段相互独立，每调整一个弧段，其他弧段不会发生相应的变化。患者适合配戴哪种设计的镜片应根据患者眼睑状态、角膜状态和屈光度等结果试戴评估之后才能给出准确结论。

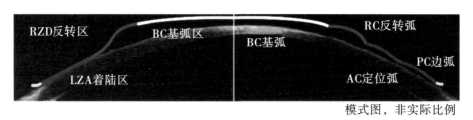

模式图，非实际比例

图 5-1　CRT 设计镜片参数

（二）现代角膜塑形镜的作用原理

1. 角膜塑形镜矫正近视理论　曾有多种理论来解释其作用机制，主要如下。

（1）"硬镜"理论：认为较厚而且相对较平的镜片可以对角膜产生一定量的机械压迫，使角膜变平坦。

（2）按摩作用：眼睑的活动引起镜片的运动，使镜片在角膜上产生类似于按摩的作用，导致角膜变平坦。

（3）挤压膜力作用：镜片与角膜之间的泪液承受眼睑和镜片传递的压力，形成均匀的液压，改变角膜表面形状。

（4）角膜形态因素改变：硬镜引起中央区角膜变平坦，旁中央区角膜变陡峭，使角膜形态发生改变。

（5）从微形态变化来看：角膜上皮细胞进行了重新分布，角膜组织形态发生改变而无生理的病变。

（6）延缓眼轴增长：角膜塑形镜通过对角膜形态重塑从而产生周边近视离焦来延缓眼轴增长，缓解近视的加深。

无论是上述哪种学说，角膜塑形镜作用的最终结果是配戴 OK 镜后，中央角膜弯曲度逐渐变平，而中周边部角膜逐渐变陡，治疗的终点为角膜中央呈现正视或+0.75 D 以下轻度远视状态而中周边部形成近视离焦状态。

2. 角膜塑形镜的塑形力　角膜塑形镜镜片的硬度较高，而且镜片下存在相对密闭的空间，因此，不仅在镜片下中央区有正压力，镜片下的外围区域也存在着负压力。角膜塑形镜的塑形力包括以下几种。

（1）基弧的压平力：镜片基弧区的曲率比中央角膜曲率平坦，借助配适弧的内向力，基弧内曲面被动地压平角膜中心区，使角膜中心区曲率变平，屈光度降低，同时中心区角膜组织向角膜旁中心区排移。

（2）反转弧的负压力：瞬目后反转弧与角膜之间游离空间的泪液排出，产生垂直于角膜的负压外向合力，反转空间收纳中心区排移的角膜组织，使角膜旁中心区屈光度增加。

（3）配适弧的附着张力：配适弧面在泪液的充填作用下，可产生较为稳定的附着张力，垂直于角膜面的内向合力，使镜片与角膜同心定位，同时限制角膜组织外移，从而保持角膜的塑形容量。

（4）其他作用力：眼睑会对镜片产生外部的压力，眨眼时压力增高。眼球运动时也可产生压力。

角膜塑形镜对角膜中央区相对平坦的配适关系可使近视配戴者的视力在摘镜后得到快速提高，在角膜地形图中显示为角膜的前表面曲率发生显著变平改变。但实际上，在角膜的塑形过程中，屈光状态的改变效应还有一部分来自角膜上皮的受压及角膜组织的重新分布，而非单纯的角膜弯曲度的改变。

角膜塑形镜的塑形力通过镜片下的泪液膜黏蛋白层起作用，虽然塑形镜的基弧区比角膜中央曲率平坦，镜片却没有直接压迫角膜，镜片和角膜之间仍有 $10~\mu m$ 左右的泪液层，因此不会出现明显的角膜中央区染色或刺激症状。角膜上皮正常的厚度接近 $50 \sim 60~\mu m$，配戴角膜塑形镜 3 个月后，角膜中央区上皮厚度明显变薄。在摘除角膜塑形镜后，角膜厚度可快速恢复（1 d ~ 1 周内），而角膜地形图和裸眼视力在 2 周后才逐渐恢复。角膜厚度与角膜地形图恢复的差异性，以及角膜地形图恢复的滞后性，可能是因为角膜基质层也参与了角膜塑形的过程，而不仅是角膜上皮或者上皮屈光指数发生了改变。

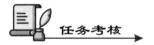
任务考核

思考题

1. 什么是角膜塑形镜？角膜塑形镜矫正近视的优点有哪些？

2. 保证白天裸眼状态视力良好的矫正近视的方法有哪几种？具体操作方法分别是什么？

3. 角膜塑形镜的设计方式是什么？角膜塑形镜的主要参数有哪些？如何选择角膜塑形镜的主要参数？

任务二 验配前检查

【学习目标】

①掌握角膜塑形镜配戴者的选择。②熟悉角膜塑形镜验配前的问诊及检查。

一、配戴者的选择

配戴者的科学选择是成功的关键,在确定为合适的配戴者之前,一定告知配戴者,角膜塑形镜的效果是暂时性、有限性地降低近视度数,属于可逆性方法。一旦停戴,大部分患者的角膜将在 7~28 d 恢复到原有的状态,部分患者在停戴 90 d 左右才能恢复到原来的状态。因此,角膜塑形镜要长期佩戴才能维持塑形效果。

1. 以下配戴者是比较理想的角膜塑形术的人选

(1)理解角膜塑形术的作用机制及其潜在的问题和矫治的局限性。

(2)明确动机和具有非常好的依从性。

(3)为近视伴或不伴规则性散光患者,并且近视和散光度数在国家药品监督管理局注册适用范围之内,顺规性散光患者相对合适。

(4)角膜曲率范围在 39.00~48.00 D。

(5)环境条件、卫生条件和工作条件能满足本产品的配戴需求。

2. 以下近视者相对不适合作为角膜塑形术配戴

(1)8 岁以下儿童。

(2)使用影响或可能影响角膜塑形镜配戴的,可能会改变正常眼生理的药物。

(3)不符合前述适用范围的患者。

(4)活动性角膜感染,或其他眼前节急性、慢性炎症。

(5)正在使用可能会导致眼干燥症或影响视力及角膜曲率等的药物。

(6)角膜内皮细胞密度少于 2 000 个/mm^2。

(7)角膜异常;角膜上皮明显荧光染色;曾经接受过角膜手术,或有角膜外伤史;活动性角膜炎(如角膜感染等),角膜知觉减退。

(8)其他眼部疾病:如泪囊炎、眼睑疾病及眼睑异常、眼压异常以及青光眼等。

(9)患有全身性疾病造成免疫功能低下,或对角膜塑形有影响者(如急、慢性鼻窦炎,糖尿病,唐氏综合征,类风湿性关节炎,精神病患者等)。

(10)有接触镜或接触镜护理液过敏史。

(11)孕妇、哺乳期或近期计划怀孕者。

如果配戴者属于禁忌证人群,或屈光度数超适应证范围,但又有特殊戴镜需求,必须由经验丰富的医师酌情考虑,经与配戴者或未成年配戴者监护人充分沟通后,签署特殊知情同意书,并加强对配戴者眼部安全的监控。

二、验配前问诊及检查

在验配者基本了解角膜塑形镜治疗并同意使用角膜塑形镜治疗的前提下,进一步做以下问诊和检查。

(一)问诊

了解配戴者戴镜史、全身病史、家族史、近视每年增幅、卫生条件及角膜接触镜配戴史,同时要确定配戴动机。

(二)眼科一般检查

验配前做全面眼科检查,包括裂隙灯显微镜检查,配戴者双眼外观、眼睑、泪器、睑结膜、球结膜、角膜、前房、房水、虹膜、瞳孔和晶状体,进行眼底检查等,排除配戴角膜塑形镜的禁忌证。

(三)眼科特殊检查

1. 裸眼视力和矫正视力　包括远、近视力。

2. 屈光检测　包括主观和客观验光,儿童需睫状肌麻痹验光。

3. 角膜曲率检测　采用电脑自动曲率计或者手动角膜曲率计测定配戴者双眼两个主子午向角膜中心曲率。

4. 角膜地形图检测　采用角膜地形图仪测定配戴者双眼角膜的几何形态,分析配戴眼的角膜散光和角膜 e 值,并排除圆锥角膜。若角膜散光度过大或者周边区曲率不均衡,可影响镜片的中心定位和附着力。

5. 角膜直径检测　检测方法有以下几种。

(1)采用裂隙灯显微镜的刻度,目镜测定角膜的直径。

(2)电脑验光仪测量。

(3)角膜地形图仪测量,可测量水平可见虹膜直径(HVID)和垂直可见虹膜直径(VVID)。

(4)生物测量仪测量,可测量角膜水平直径白到白的距离(WTW),WTW 值一般比 HVID 多 0.5 mm 左右。

6. 角膜厚度检测　一般采用 A 型超声波、生物测量仪、角膜地形图仪或眼前节 OCT 等仪器测定配戴者双眼的角膜厚度。

7. 角膜内皮检查　采用非接触式角膜内皮细胞显微镜,拍摄并获取细胞密度、平均细胞面积、变异系数和六角形细胞比率的参数,与同年龄组正常参数进行对照,并作为戴镜前的基础数据以观察戴镜对角膜内皮细胞的影响。

8. 眼轴长度检测　一般采用 A 型超声波或人工晶体生物测量仪(IOL-master)测量配戴者双眼轴长度。通过眼轴长度的对比可以客观评价塑形镜控制效果。

9. 眼压测定　采用非接触式眼压计测量配戴者双眼眼压。眼压偏低,后模量太小,塑形效果慢而欠量,通常眼压低于 12 mmHg,则需要谨慎配戴。

10. 泪液分析　采用 Schirmer 试纸或酚红染色棉丝测定泪液分泌量、存储量,检测泪膜破裂时间等,有条件的还可以做眼表综合分析。若泪液量少或者不稳定,则说明配戴者有眼干燥症倾向,一般不适宜配戴角膜塑形镜。

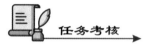

任务考核

思考题

1. 如何选择合适的角膜塑形镜配戴者?

2. 近视者相对不适合作为角膜塑形镜配戴者的情况有哪些?

3. 角膜塑形镜验配遵循的规范流程有哪些?

任务三 诊断性试戴、配适评价及处方确定

【学习目标】

①掌握角膜塑形镜的镜片配适评估方法。②熟悉角膜塑形镜的处方确定。

一、试戴片参数选择及诊断性试戴配适评价

(一)试戴片的参数选择(以 VST 设计镜片为例)

使用试戴片不仅可以获取有用的配适信息、指导处方、观察配戴者角膜有无不良反应,还可在一定程度上评价角膜塑形镜的塑形效果。在配戴角膜塑形镜之前,软性角膜接触镜要至少停戴 3 d,而 RGP 镜片则至少停戴 2 周。角膜塑形镜根据检查提供数据采用不同的试戴片选择方法,主要有两种。

1. 根据眼科检查结果提供的数据选择

(1)根据角膜地形图提供的角膜量大小、范围以及角膜是否对称来决定使用普通镜片还是 Toric 镜片。

(2)根据角膜较平弧 K 值和 e 值选择 AC,e 值>0.5,放松镜片;e 值<0.5,在平 K 值基础上收紧镜片。

(3)根据预计矫正近视屈光度,选择镜片目标降度,尽量接近验光球镜度,如果没有合适降度镜片尽量满足试戴片降度与验光球镜度相差<1.0 D。

(4)根据角膜直径选择试戴片直径,镜片直径= HVID−1.0 mm 或 WTW−1.5 mm,瞳孔直径大者可选择大直径镜片。

2. 根据角膜地形图的数据选择　选择镜片配适软件,选择最初的试戴镜片。

(1)角膜地形图检查获得角膜偏心率值,角膜顶点曲率半径,模拟角膜曲率 K 值等。

(2)将以上参数输入 OK 镜验配软件,经数据处理可获得预计可矫正的屈光度、预计

治疗后的角膜顶点曲率半径及治疗面积。

（3）输入配戴者所需要矫正的屈光度,经计算机数据处理后可提供试戴镜片相关数据:光学区基弧、反转弧及平行弧的曲率等数据。

（4）根据数据挑选试戴片给患者试戴。

不同生产商有不同的设计方案,因此会给出不同的选片原则。试戴片规格一般为:直径10.2～11.0 mm,降度范围为−3.0～−6.0 D,基弧曲率为39.50 D～46.00 D,0.25 D或0.50 D梯度递增。

（二）试戴评估

配戴者戴试戴镜适应30 min后,待泪液稳定和眼睑痉挛减轻后进行评估,否则会影响镜片定位,使配适评估不准确。荧光素钠染色后,在裂隙灯钴蓝光加滤光片下观察镜片的动态配适及静态配适。

1.动态配适　良好的镜片中心定位及活动度是配适成功的前提。

（1）中心定位:理想的中心定位要求镜片垂直和水平的坐标方向偏位均≤0.5 mm,上睑略覆盖镜片边缘。镜片偏心不但视力效果差,还会使角膜局部变形。镜片偏位的原因较多,需结合静态评估来处理。

（2）移动度:嘱配戴者向前平视,缓慢瞬目,观察镜片移动的相对位置和状况。镜片的移动以垂直顺滑为理想,移动度的测定方法为观察镜片下缘的相对移动量,1～2 mm最为理想,基弧区始终覆盖瞳孔区,静止位置允许略偏下方。

2.静态配适(荧光素钠染色评估)　以VST设计为例,戴镜后的染色状态分为基弧区、反转弧区、定位弧区、周边弧区。

（1）理想的配适:镜片位置居中,闭目时镜片可移至角膜中央,随瞬目的移动度为1～2 mm。

1）基弧区:呈黑色圆形暗区(弱荧光区,肉眼难以察觉),应有足够的直径大小(≧4 mm),并尽可能中心定位。要注意,接触镜的基弧区并没有直接接触角膜上皮细胞层,而是有薄的泪膜维持在接触镜片与角膜上皮之间。

2）反转弧:为围绕基弧区宽而深的荧光素图形区域,宽0.5～0.8 mm。反转弧可维持主动的泪液交换。若出现大的气泡,则说明反转弧太深。

3）配适弧:平行附着,呈均匀环形淡绿色暗区,宽度由试戴片的直径及镜片设计决定。

4）周边弧:周边弧游离,呈鲜绿色环形亮区,宽度约0.5 mm。

（2）配适过紧:表现为瞬目时经镜片的移动度小于1 mm或不动,镜下有较大的气泡且不易排出。中央基弧区暗区变小,程度重时可出现绿色的荧光积液;反转弧区与配适弧区边界极清,配适弧区与角膜过紧接触,边缘区荧光带极细甚至消失。此时,可选择配适弧稍平坦的镜片,再戴镜观察,直到满意为止。

（3）配适过松:镜片移动度大于2 mm,镜下荧光素较多且弥散,中心定位可发生偏位,可偏向上方,也可偏下方或者偏颞侧、鼻侧。基弧区呈黑色,镜片和角膜可能直接接触,反转弧和配适弧游离状暗区边界不清楚,周边弧较宽。这时可改用配适弧稍陡峭的镜片,再观察配适状态,直到满意为止。

二、镜片处方的确定

角膜塑形镜的试戴效果满意后,需再进行片上验光,即戴镜状态下的主观验光和客观验光,并根据顶点距离效应进行处方换算,决定最终选用镜片的度数及有关参数。

1.角膜塑形镜相关的屈光度　包括塑形屈光度、补偿屈光度和矫正屈光度。

(1)塑形屈光度:配戴角膜塑形镜时,角膜中心区屈光度降低,而周边区负压屈光度增加,这两种因素的动态平衡共同完成了角膜的塑形。摘下镜片后,降低的近视屈光量称为塑形屈光度。

(2)补偿屈光度:因摘下镜片后,角膜中心压平屈光度降低的量值会有一定的反弹,而角膜塑形镜片的内曲面不能变动。因此,可将配戴眼欠矫或者过矫的屈光量,以光学透镜的形式制作在角膜塑形镜的光学区前曲面,在镜片的前曲面设计补偿屈光度。补偿屈光度可将角膜被压平后预计发生的过矫或欠矫屈光度抵消。

补偿屈光度也可验证塑形屈光度的效果,间接评价配适。若配戴具有补偿屈光度的镜片,仍然不能获得正常视力,则可推测角膜塑形镜没有产生预计的压平效果,可对配戴眼进行戴镜屈光检查,调整试戴片的屈光度,或者通过修正配适弧曲率改善配适。

(3)矫正屈光度:矫正屈光度=塑形屈光度+补偿屈光度。

2.订单　制定订单时,应包括订片品牌、订片日期、配戴者姓名和编号,VST 设计镜片还包括角膜配适弧度、屈光处方、镜片基弧、直径及特殊设计等,CRT 设计镜片还包括镜片基弧、RZD、LZA 等。如果对颜色和设计有特殊要求应特别注明。

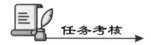
任务考核

思考题

1.角膜塑形镜根据检查提供数据采用不同的试戴片选择方法,主要有几种?

2.角膜塑形镜的验配评估标准有哪些? 如何进行参数的修正?

3.试戴中表现为瞬目时镜片的移动度小于 1 mm 或不动,适配是偏松还是偏紧?

任务四　配戴指导及配后服务

【学习目标】

掌握角膜接触镜定期复查、配戴及更换时间的指导。

一、角膜塑形镜配戴指导

有效的配戴指导能够给予配戴者基本的角膜塑形镜知识,是角膜塑形镜验配程序的重要一环。

(一)镜片确认、检测和清洗

镜片送达后,要立即通知配戴者,在患者眼部和全身状况允许的情况下预约取镜时间。取镜时,要认真核对配戴者的姓名和配镜参数及品牌。核实镜片参数、确认镜片加工质量。(详见硬性角膜接触镜的相关内容)。

(二)配发指导

必须指导配戴者熟练掌握镜片配戴和取出的注意事项。在配戴前做好戴镜准备。(详见硬性角膜接触镜的相关内容)。

二、角膜塑形镜的护理和保养

角膜塑形镜的规范护理也是接触镜日常配戴的重要组成部分,良好的配戴与护理不仅能够延长镜片的使用寿命,还能够减少眼部发生感染的概率。角膜塑形镜片的护理对于维持镜片的最佳状态亦很重要,同时能够减少镜片后表面的沉积,防止角膜上皮损伤或者染色。必须指导配戴者充分了解彻底的清洁和消毒镜片的重要性,并指导其完全掌握日常使用中清洗和保养镜片的方法(详见硬性角膜接触镜相关内容)。

三、角膜塑形镜的随访计划

如果接触镜的验配是一颗种子,那么随访就是我们呵护它成长的方法。定期的随访能够评估患者的日常配戴情况,如有不适能够早发现、早治疗。

配戴角膜塑形镜后,需要经常复查,以监测眼部的健康状况,评估镜片对角膜形状的影响,追踪配戴者的摘镜视力。配戴角膜塑形镜的理想状态为:配戴者裸眼视力及屈光塑形量达到预计的水平,配戴眼看远看近均无复视,可长期配戴角膜塑形镜,角膜透明,上皮光滑透明,无染色。

一定告知配戴者充分了解定期复查的重要性,并严格按照复查时间表进行复查,在每次复查结束后,要明确告诉配戴者下次复查的时间。

1. 复查时间 戴镜后第 1 天、第 1 周、第 2 周、第 1 个月、第 3 个月均定期复查,以后每隔 2~3 个月复查一次。如果有特殊情况,则随时就诊。

2. 复查内容

(1)主诉:询问配戴者戴镜的一般情况,有无自觉症状,视力情况(清晰度、稳定情况等)。

(2)视力:包括远视力和近视力,摘镜视力和戴镜视力。

(3)屈光检查:测定并记录角膜塑形后的屈光处方,对照初诊检测结果分析塑形量。

(4)眼部常规检查:采用裂隙灯显微镜检查配戴者的睑结膜、球结膜、角膜和房水等,排除睑结膜水肿、充血、乳头增生、滤泡形成等;排除球结膜充血水肿、睫状充血或者混合充血;借助荧光素钠染色,排除角膜上皮缺损,并根据情况进行处理及治疗。

(5)角膜曲率检测:测定并记录角膜塑形后的角膜曲率,对照初诊检测结果分析塑形量。

(6)角膜地形图检测:角膜地形图检测可提示角膜塑形的定位、塑形程度及质量,为修正镜片参数提供依据。

(7)眼压检测:测定并记录角膜塑形后的眼压,若一旦发现眼压异常,需立即停止戴镜。

(8)镜片检查:检查镜片的基弧、度数、尺寸、清洁度、有无划痕、缺损、变色、变形、沉淀物等,并进行相应的处理或建议更换镜片。

(9)配适检查:眼部检查及镜片检查完成后,如果有塑形视力不良,单眼复视、戴镜后眼痛、球结膜充血或者混合充血、角膜上皮缺损、角膜地形图紊乱等,还应进行镜片的配适评估,必要时更换镜片。

(10)每3~6个月检查眼轴、角膜厚度、角膜内皮细胞及泪膜情况。

3.记录复查结果　包括配戴者的症状、视力、屈光矫正度,检查时所见的眼部特殊情况,镜片的情况等。并告知配戴者下次复查时间。

由于角膜塑形镜片与角膜中央有直接机械压迫作用,在矫治过程中必须建立完整的随访计划,以及时发现角膜和矫治问题,并及时进行处理。一般将随访时间定为初戴(过夜配戴)后第1天、第1周、第1个月、第3个月均定期复查,以后每隔2~3个月复查一次。如果有特殊情况,则随时就诊。

随访的检查内容包括询问患者的自觉症状、裂隙灯下检查戴镜状态以及眼部健康情况、视力及屈光度检查、泪液检查、角膜曲率计或角膜地形图检查等。可能出现的问题有:①视力波动,视觉质量不佳;②角结膜健康问题;③镜片偏位诱发性角膜散光;④镜片划痕等。

知识链接

卫健委明确指出:角膜塑形镜是必须在国家药监局注册的医疗器械,验配一定要选择经过国家药监局注册认证的品牌产品,而且必须到医疗机构在专业眼科医师的指导下才能验配,不能在没有验配资质的商业机构验配。角膜塑形镜的验配是医疗行为,如管理不到位,就有可能出现10余年前角膜塑形镜验配的混乱状况,同时也会造成不少患者受到损害。

医疗机构在购入该类产品时应当从取得《医疗器械生产企业许可证》的生产企业或者取得《医疗器械经营企业许可证》的经营企业购进合格的产品,并验明产品合格证明,消费者应在符合规定的医疗机构并由经过正规培训的眼科专业人员进行验配。

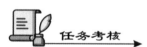 任务考核

一、思考题

1.以下不属于角膜塑形镜弧段的是(　　　)

A.基弧　　　　　　　　　　　　B.反转弧

C.中央弧　　　　　　　　　　　D.定位弧

2. 在角膜塑形镜中,主要起到定位作用的弧段是(　　　)

    A. 基弧   B. 反转弧

    C. 平行弧   D. 边弧

3. 下列哪项是角膜地形图上用来表示角膜散光(　　　)

    A. ΔK B. Ks

    C. KF   D. AVeK

4. 以下属于明显的偏松配适的是(　　　)

    A. PC 边弧宽、镜片定位差   B. 镜片黏附在角膜下方

    C. AC 与 RC 边界清晰、RC 与 BC 边界模糊   D. 基弧区 3~5 mm 的黑色暗区

5. 某患者近视 -5.00 DS,角膜 FK:44.00×180,SK:44.50×90,试戴片为 44.00/ -3.00/10.6,求理论降度(　　　)

    A. -5.25 B. -5.00

    C. -4.75 D. -4.50

6. 在角膜塑形镜的教戴过程中,需要强调的注意事项不包括(　　　)

    A. 不能用自来水清洗镜片   B. 戴镜的复查时间

    C. 护理液开瓶 3 个月后需要丢弃   D. 戴镜时间为 4 h、6 h、8 h 递进

二、思考题

1. 简单阐述角膜塑形镜配戴后常规的复查时间及复查时的检查项目。

2. 简述配戴角膜塑形镜的理想状态。

项目六

特殊角膜接触镜验配

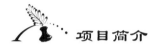 项目简介

接触镜除了可以矫正屈光不正外,也可以矫正散光、圆锥角膜或术后无晶状体眼及角膜移植术后的视力矫正,还可以用于一些眼病的治疗、缓解疼痛、加速角膜的愈合。彩色接触镜作为美容镜片,选择的人也越来越多。随着选择接触镜作为矫正视力的主要方式的人群逐渐步入老龄,老视接触镜的市场也在进一步扩大。

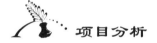 项目分析

角膜接触镜验配除球性屈光不正验配外,还有较为复杂的特殊验配,如散光软镜的验配中,旋转量的判断处理尤为重要。在散光硬镜验配时,散光的来源和按散光轴向分类是判断何种设计硬镜的依据;如 RGP 镜片是圆锥角膜病人的主要矫正方式;接触镜可以给无晶状体眼和穿透角膜移植术后的人提供比较好的视力;治疗性接触镜对一些角膜病能够很好地缓解疼痛,促进角膜的愈合。彩色接触镜由于可以改变虹膜颜色,增大虹膜直径,越来越多的年轻人选择彩色接触镜作为矫正视力的主要镜片,也有作为美容之用。

任务一 散光的角膜接触镜验配

【学习目标】
①掌握散光的基本概念和分类。②熟悉软镜和硬镜矫正散光的验配方法。

一、散光的基本概念及分类方法

散光是平行光线进入调节放松的眼睛后,不能形成一个焦点,是眼睛的一种屈光不正状况。据统计,在屈光不正患者中,一半以上存在散光。对于眼球来说,散光可以单独存在,也可以和近视或远视同时存在。Sturm 光锥用一种简洁的图线描述了散光的特征:球柱性光学系统形成两条焦线,两焦线之间的距离称为 Sturm 间隙,代表两主子午线屈光力的差异,对于眼球,就是散光量的大小,两焦线之间某处形成一个直径最小的圆,称为最小弥散圆(circle of least confusion,CLC)。等效球镜=处方中的球镜成分+柱镜的 1/2。等效球镜度的大小决定了最小弥散圆的位置。如 $-2.00/-1.00\times180$ 等效球镜为 -2.50 DS,$+1.00/-2.00\times30$ 等效球镜为 0。

(一)散光的分类

1. 规则散光　规则散光是指眼球两主子午线相互垂直。临床上遇见的散光,大部分属于规则散光。

(1)按照矫正镜轴向(屈光力最小的子午线)分类:顺规散光、逆规散光、斜轴散光。①顺规散光:负柱镜轴位位于水平方向或其附近($\pm30°$)。用角膜曲率表示,则是最平坦的子午线位于水平方向或其附近。②逆规散光:负柱镜轴位位于垂直方向或其附近($\pm30°$)。用角膜曲率表示,则是最平坦的子午线位于垂直方向或其附近。③斜轴散光:负柱镜轴位位于 45°或 135°方向或其附近。用角膜曲率表示,则是最平坦的子午线位于45°或135°方向或其附近。

(2)按照眼球光学成像焦线位置特点分类可分成 5 类。①单纯性近视散光:一条焦线在视网膜中心凹处,另一条焦线位于此前。②单纯性远视散光:一条焦线在视网膜中心凹处,另一条焦线位于此后。③复合性近视散光:两条焦线均位于视网膜中心凹之前。④复合性远视散光:两条焦线均位于视网膜中心凹之后。⑤混合散光:一条焦线在视网膜中心凹之前,另一条焦线位于中心凹之后。

2. 不规则散光　不规则散光,眼球屈光系统的屈光面不光滑,各径线的屈光力不同,没有规律可循,不能形成前后两条焦线,也不能用柱镜来矫正。

(二)病因

1. 规则散光　规则散光大多数是角膜不同子午线线上曲率差异以及晶状体和眼球后极部的形态不规则造成的。在一生中,散光并不是恒定不变的,最初可能是顺轨散光,老年时可以转变为逆规散光,这些变化是多因素综合影响的结果。

2. 不规则散光　不规则散光主要是由于角膜屈光面凹凸不平以及晶状体各部分密度不均匀所致。主要见于角膜溃疡、翼状胬肉、中后期的圆锥角膜、术后角膜等。

(三)临床表现

1. 视力减退　视力减退与散光的程度、散光性质及轴向等密切相关。轻度散光的人视力通常正常。高度散光的人视力减退明显,出现视物不清和扭曲,看远看近都不清楚,尤其近距离工作时间稍长即出现眼胀、头痛、阅读窜行或有重影。

2. 视力疲劳　由于需要对视网膜上的模糊图像不断进行精细调节,散光眼患者往往需要改变调节、眯眼、斜颈等方法进行自我矫正,持续的调节紧张及努力容易形成视疲劳,尤其是远视散光眼患者,更易发生视疲劳。

3.异常的头位和眼位　双眼高度散光者,为了看清楚,往往采取倾斜头位而导致假性斜视,散光矫正后可以恢复。有些高度散光者看远处目标时常常眯眼,达到针孔和裂隙作用,以提高视力。

(四)角膜散光和残余散光

散光可以由角膜或晶体的屈光面异常引起,但引起散光最主要的原因是角膜形状异常。如果角膜的前表面或者后表面的不同子午线具有不同的曲率半径,这种性状的角膜称为环曲面角膜。环曲面角膜产生的散光称为角膜散光。角膜散光可由角膜的前表面、后表面或者前后表面同时引起。

通过硬性角膜接触镜矫正屈光不正后,仍然存在的散光称为残余散光。残余散光可分为诱导性残余散光和生理性残余散光。诱导性残余散光是由于配戴角膜接触镜引起的,可能与角膜接触镜扭曲、变形或偏心,或者是由于镜片的前或后环曲面所致。生理性残余散光为角膜以外的其他眼睛因素引起,可能是由于晶状体的散光或眼球后极部屈光介质异常而形成。区别角膜散光和残余散光对于硬性角膜接触镜矫正散光非常重要。

【例】框架眼镜验光结果:-3.25 DS/-3.00 DC×180,K 值为 44.50×90,43.00×180,则在角膜上戴上基弧为 7.50 的球性 RGP 后,残余散光为多少?

在计算总散光时,需考虑顶点距离,换算后:总散光为 =-2.50×180

$$角膜散光 =-1.50×180$$

$$残余散光 = 总散光 - 角膜散光 =-1.00×180$$

二、接触镜矫正散光

接触镜矫正散光的方法很多,普通球性软镜可以矫正低度散光,也有特殊设计的散光软镜,还有各种设计的硬镜。

(一)软性角膜接触镜

球性软镜会顺应眼球的外形,一般不存在泪液镜的作用,使得角膜表面的散光基本不能得到矫正,所以不能有效地矫正散光。如需要应用软镜矫正散光,一般采用环曲面的形式,柱镜可以加载在镜片前表面和(或)后表面,称为复曲面接触镜或散光接触镜。

1.适应证　①散光量:-1.00~5.00 D;②配戴最佳球镜处方,视力不够理想;③球镜:柱镜<4:1;④不能配戴 RGP 镜。

2.禁忌证　①不规则散光,如角膜瘢痕等;②异常的眼睑闭合,如眼睑闭合不全;③任何配戴角膜接触镜的禁忌证。

3.散光软镜的稳定原理　散光镜片要保持较好的稳定性,减少旋转,才能保证散光轴向的准确性。这个设计理念来自"西瓜籽"原理:当用示指和拇指同时挤压新鲜的西瓜籽尖端时,西瓜籽会向较厚的尾端方向运动。当这个原理应用于散光软镜的设计时,挤压力就是眼睑(尤其是上眼睑)的作用力,产生了向下的推动力,使较厚的镜片部分下移,由于眼睑作用力的存在,镜片旋转得以阻止。常用的稳定设计方法有5种。

(1)棱镜垂重设计:是最常用的稳定设计。在镜片下方加载底朝下的棱镜,使镜片下方厚度增加。按照前面说的西瓜籽原理,上眼睑作用使镜片向比较厚的下部运动,得到下方眼睑的支撑而保持稳定。通常,加载的棱镜量为 1~1.5△。

(2)周边棱镜垂重设计:针对棱镜垂重设计形成的厚度增加的问题,周边棱镜垂重设计相应将镜片上方变薄,下方采用周边负镜载体设计,这样下方相应增厚,而产生垂重效果,这种设计的镜片的棱镜部分也通常在光学区之外。

(3)反转棱镜设计:将底朝下棱镜和底朝上的斜面一起整合到镜片上,底与底之间的连线位于镜片几何中心下方,镜片可以做得更薄、配戴更舒适。柱镜成分位于无棱镜区域。

(4)双薄周边设计:这种设计的镜片上、下周边均被削薄,以方便眼睑的作用应用。该设计没有考虑厚度差异形成的"西瓜籽效应",而是通过充分利用眼睑的作用来稳定镜片。

(5)截边设计:截边设计的镜片在镜片6点处进行边缘水平截平,通过下眼睑边缘对镜片平边的支撑增加镜片的稳定性。其主要缺点是:配戴舒适度下降,生产工艺更加复杂,需要更多的临床随访。

4.散光软镜标记识别 为了评估散光镜片在眼内的定位情况,通常会在镜片上做出标记。标记一般在3点和9点各有一条2 mm 长水平线,或在6点处有三条相隔30°,长2 mm 的激光标记。需注意的是,这种标记仅是定位参考标记,并不代表柱镜轴向。

5.旋转量的测量

(1)试镜架柱镜片法:将一低度数柱镜试戴片放在试镜架上,调整轴位与角膜接触镜标记线一致,从试镜架刻度读出镜片旋转量。

(2)裂隙灯测量法:将裂隙灯照明调至狭窄裂隙,旋转裂隙,放在镜片标记中线上,从裂隙灯分度器上读出旋转角度;有些裂隙灯一目镜上有专为测量散光镜片旋转用的角度刻度线,镜片旋转的角度可以直接通过该目镜直接读出。

(3)估计法:把镜片想象成钟表刻度,每小时为30°,如果镜片标记偏转1/3 h,镜片旋转10°。

6.验配方法 基本程序与普通软镜相似,但需特别注意以下几点。

(1)选择试戴片:散光设计的球性试戴片或散光试戴片,基弧比角膜曲率平 K 值大0.6~1.0 mm。

(2)配适检查:戴镜20 min 后,观察镜片的中心定位和活动度(1.0 mm),特别注意估算镜片的旋转。

(3)进行旋转量的补偿,给出最终角膜接触镜处方。根据"顺加逆减"(或称"左加右减")原则,将镜片旋转量补偿到验光处方的散光轴上。如一眼散光轴170°,试戴镜片左转(顺时针)10°,所以镜片处方散光的轴向是180°;再如一眼散光轴15°,试戴片右转(逆时针)5°,则镜片处方散光的轴向是10°。

(二)硬性角膜接触镜

1. 球性硬性角膜接触镜　球性硬性角膜接触镜可以比较理想地矫正≤2.50 D 的角膜散光,RGP 的配适要求是 RGP 镜片在瞬目时可以在角膜上垂直顺滑地适度运动,而尽量避免出现旋转或鼻颞侧运动。但是如果角膜存在高度散光,球性硬性角膜接触镜则易在角膜表面出现垂直哑铃图案或水平领结图案的配适效果,镜片的中央定位及稳定性会变差,影响镜片的视觉矫正及舒适度;同时易出现角膜 3、9 点钟染色等。此时则需考虑使用环曲面设计的硬性角膜接触镜进行矫正。环曲面硬性角膜接触镜分为后环曲面和前环曲面。

2. 后环曲面硬性角膜接触镜　后环曲面硬性角膜接触前表面为球性,后表面为散光设计。后表面环曲面的 RGP 镜片对于中等量以上的角膜散光更容易获得较好的配适关系,大大减少了由于球性镜片配适不良造成的一系列问题。镜片基弧选择可以按照两个子午线的角膜曲率分别考虑,而在荧光素评估时也是如此。以高度顺规散光为例,为了减少镜片在水平方向的侧向移动,镜片后表面水平方向的子午线基弧会比该方向角膜 K 值略陡峭或匹配;为了保证镜片在垂直方向上有适度的平滑运动,镜片后表面垂直子午线基弧应比该向角膜 K 值略平坦。

3. 前环曲面硬性角膜接触镜　前环曲面硬性角膜接触镜前表面为散光设计,后表面为球性设计。对于角膜表面散光并不显著(小于 2 D),而内部散光比较明显时,需要应用前环曲面硬性角膜接触镜来获得比较好的矫正效果。可以按照普通球性 RGP 的镜片基弧选择原则,所不同的追加屈光度单纯为球镜不能达到很好的矫正视力时,需要联合散光镜片。

【例】验光处方:-3.50 DS/-3.00 DC×180;K 值读数:43.00/43.50×90;检查结果表明:角膜散光为-0.50 D×180,总散光为-2.50 D×180(顶点距离换算),说明还有大约-2.00 D×180 的眼内散光。

选择球性试戴镜:43.00 D/-3.00 D,9.2,戴镜验光结果:-0.50 DS/-2.00 DC×180,因此最终镜片处方为:43.00,-3.50 DS/-2.00 DC×180,9.2。

散光软性隐形眼镜为了使镜片的散光轴向稳定在角膜表面一般需要做镜片的稳定系统。但这种稳定系统常常是有局限性的,再好的稳定系统在配戴时也会随着眼睑的作用发生移位、旋转。对于高度散光,尤其散光主要由角膜散光构成的患者,戴散光软镜后,镜片的活动会造成这种大散光的轴向偏位,而这种大散光轴向的偏位会大幅度影响配戴者的视力,而且散光越大,镜片轴向的移位越明显。所以,软性散光隐形眼镜不适合于高度散光的案例。高度散光者可以使用稳定性非常高的散光 RGP 处理。建议 1.50 D 以下的散光,而且球镜:柱镜大于 2:1 时才使用软性散光隐形眼镜。

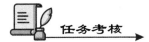 任务考核

选择题

1. 在调节静止的情况下,平行光线入眼后(　　　)称为散光
   A. 不能形成焦点　　　　　　　　　　B. 焦点在视网膜前
   C. 焦点在视网膜后　　　　　　　　　D. 焦点在视网膜上

2. 某环曲面软镜−1.75/−2.00×165,配适评估发现片标顺时针转了10°,求环曲面软镜处方(　　　)
   A. −1.75/−2.00×170　　　　　　　　B. −1.75/−2.00×175
   C. −1.75/−2.00×155　　　　　　　　D. −1.75/−2.00×180

3. 某患者屈光度是−6.00/−4.00×180,FK:41.00×180 SK:45.00×90。该患者希望配隐形眼镜,理论上该眼睛优先选择配戴的镜片是(　　　)
   A. 球面 RGP　　　　　　　　　　　B. 非球面 RGP
   C. 后环曲 RGP　　　　　　　　　　D. 双环曲 RGP

4. 当角膜曲率仪测定结果为41.00/40.50×95,主觉验光为−0.50/−1.50×5,此时角膜散光为(　　　)
   A. −0.50×5　　　　　　　　　　　　B. −1.50×5
   C. −0.50×95　　　　　　　　　　　D. −1.50×95

5. 当角膜曲率仪测定结果为41.00/40.50×95,主觉验光为−0.50/−1.50×5,此时眼内散光为(　　　)
   A. −1.50×5　　　　　　　　　　　　B. −2.00×5
   C. −1.50×95　　　　　　　　　　　D. −2.00×95

二、案例分析

男,7 岁。主诉:视力模糊,视物疲劳 1 个月余,未配镜。裂隙灯眼前节正常,眼底检查无异常情况。泪膜破裂时间双眼 10 s。屈光检查:右侧 −0.50 DS/−2.75 DC×5→0.8,左侧−1.00 DS/−3.00 DC×175→0.8;角膜曲率:右侧 42.75/7.91×5,45.50/7.40×95,左侧 42.25/7.97×175,46.25/7.31×85。

1. 案例中男童为何种屈光不正?如何进行分类?

2. 应对案例中男童应用何种矫正方式?

任务二 接触镜在圆锥角膜中的应用

【学习目标】

①掌握圆锥角膜的早期诊断要点,验配 RGPCL 的大体设计。②熟悉圆锥角膜的角膜地形图典型改变。

圆锥角膜不仅是最常见的角膜营养不良性疾病,而且是引起视功能障碍最常见的疾病。它是一种原发性角膜扩张性疾病,主要特征是角膜中央或旁中央进行性变薄、前凸,临床出现视力进行性下降,散光度数不断加深。一般双眼发生,可以先后出现。尽管圆锥角膜通常双眼发病,但起病时间可能并不一致,双眼病情也不对称。单眼发病的患者很少见,已报道的病例可能是变异基因表达的结果。该疾病多发于 15 ~ 25 岁的年轻人(可更早)。通常,圆锥角膜不伴明显的角膜炎症。疾病早期,主要表现为角膜下方变陡峭,引起不规则的角膜散光,后期可能引起角膜中央区相对变平坦而下方很陡峭,表现为远视散光而非近视散光。根据 Rabinowitz 的观点,如果患者角膜曲率超过 47.2 D,下方角膜曲率较上方角膜曲率增大超过 1.2 D,散光轴扭曲超过 21°即可诊断为圆锥角膜。

一、圆锥角膜的病因

圆锥角膜的病因还不十分明了,它很可能受多种因素的影响,或者是多个不同的病理过程导致的一种共同的终末结果。一般认为其与遗传因素有关,胶原异常和特应性疾病也可能与其发病有关。

1. 遗传因素　圆锥角膜确切的遗传方式还不明了。大概高达 16% 的被报道的圆锥角膜患者没有家族病史或家族遗传的表现。圆锥角膜通常认为是常染色体显性遗传,但是有不同的表现度和(或)不完全外显率而且只有轻微的家族性发病的倾向。其他有报道的遗传模式还有常染色体隐性及很少见的 X 连锁性染色体遗传。即使遗传因素不是圆锥角膜发病的主要因素,它也在其中起了一定的作用。

2. 胶原异常　角膜中央部胶原纤维韧性下降,胶原降解是圆锥角膜发病的一个重要病理过程。圆锥角膜患者降解胶原纤维酶的数量或酶抑制物的数量发生改变,导致胶原纤维降解增多,角膜基质变薄,促使圆锥角膜的发生。

3. 特应性疾病　圆锥角膜常常伴有特应性疾病(春季卡他、鼻窦炎、枯草热),眼痒,及强烈的眼部摩擦。眼部摩擦可能与圆锥角膜发病和进展有关,特别是在双眼不对称的情况下。但是,由于亚洲特应性疾病发病率要明显低于高加索人,因此,Georgiou 等设想两个地区的病因可能不一样。

4. 微量元素缺乏　有学者提出微量元素镁的缺乏可能与圆锥角膜的发病有关,并认为应该在这方面进行更深入的研究。

二、圆锥角膜的症状和体征

圆锥角膜的病变早期通常无症状。圆锥角膜最早的症状可能是轻微的视力下降,通常开始只有单眼出现,对检查者来说,圆锥角膜的早期体征有两个:一是检影镜光带扭曲,有人将其描述为剪动或称环带状反光;二是直接检影镜检查眼底时视网膜后极部出现泳动现象。

角膜地形图可以全面地提供角膜前表面复杂的曲率变化。角膜地形图在圆锥角膜的早期发现和监测疾病的进展中都有重要的价值。随着角膜屈光手术的复兴,圆锥角膜的早期发现变得更为重要。因为圆锥角膜是所有角膜屈光手术的禁忌证。

在中度到进展期的圆锥角膜,裂隙灯检查可发现角膜基质层变薄(中央及旁中央区,常位于下方或颞下方)及角膜结构破坏。大约半数的圆锥角膜患者角膜圆锥区的后部基质层和后弹力层可出现 Vogt 条纹,可为垂直状、水平状、星芒状或斜线状。这些条纹是由于角膜扩张引起基质层板层断裂而产生的。圆锥角膜的另一个特征性表现就是在角膜圆锥的周围可出现部分或完全的铁质沉着环,即 Fleischer 环。该环用裂隙灯钴蓝光检查最清楚,可表现为黄色或绿色的圆环,一般认为它是由于正常上皮细胞移行时因细胞分裂或变形而产生的。圆锥角膜可出现许多不同形态的瘢痕。通常最早表现为前弹力层水平的细微网格状瘢痕组织,且随着病情的进展逐渐浓密、深入。随着圆锥角膜的进展,角膜形状变得越来越扭曲,越来越突起。在指导病人向下看时,可以观察到由于角膜扩张引起的下睑 V 形突起,即 Munson 征。

三、圆锥角膜的分类

1. 根据角膜曲率分类　可疑圆锥角膜:≥47 D;轻度圆锥角膜:48～52 D;中度圆锥角膜:53～57 D;加重圆锥角膜:58～62 D;重度圆锥角膜:>62 D。

2. 根据角膜形态分类　根据角膜形态可分为乳头状(旁中央区突起,基底部直径较小)、椭圆形(下方突起,基底部直径较大)、球形(全角膜突起,基底部直径很大)。

四、圆锥角膜的角膜接触镜配适

随着圆锥角膜的进展,角膜散光的量和不规则性也逐渐增大,直接引起视觉质量的下降。由于 RGP 角膜接触镜可以通过提供一个规则的折射面来中和不规则的圆锥角膜表面,从而使患者达到最佳矫正视力,故 90% 的患者选择 RGP 镜片进行矫正。早期的圆锥角膜通常用常规设计的 RGP 镜片就可以矫正。但当角膜圆锥变得更明确,角膜形态更异常后,就需要专门的特殊多弧设计的圆锥角膜配适镜。

(一)圆锥角膜试镜片

1. 直径选择　8.40～9.20 mm 的总直径(TD)。TD 由一系列的因素所决定。通常认为随着圆锥角膜的进展,总直径小的镜片对其比较有效。起始试用镜的总直径应该控制得小一点,比较合适的起点是 8.70 mm,如果试戴镜稳定性差,中心定位不良,随瞬目、眼球运动容易偏移和脱落,可适当增大直径。

2. 基弧选择　5.3~7.5 mm 的基弧(BC)。一个合适的 BC 起点就是选择圆锥顶端角膜曲率计或角膜地形图读数的平均值的近似值的角膜曲率半径作为试用镜,特别是在准备选择 TD 较大的镜片的时候。对于比较可能选择 TD 较小的镜片的患者,选用比角膜曲率计(或角膜地形图)读数平均值陡峭 0.2 mm 的起始试用镜比较合适。

3. 屈光度选择　从-2.00 到-18.00 D 的后顶点屈光度(BVP)。BVP 必须要随着角膜曲率半径变陡而增大。

(二)目前采用的 3 种不同的圆锥角膜配适方式

1. 顶点接触法　这种镜片配适方式中镜片支撑于角膜圆锥的顶端。这种方式是用大而平坦的硬镜来延缓圆锥角膜的进展。镜片顶部紧贴配适时视力通常较好,可能是角膜重塑(规则化)和(或)中和了角膜散光的结果。但它比起其他配适方式更容易引起角膜瘢痕,因此现在应用逐渐减少。

2. 顶端间隙法　这种配适方式镜片隆起于角膜圆锥的顶端(两者间存在间隙)。镜片支撑于角膜旁中央部,离开圆锥顶端。这种方式减低了角膜瘢痕的形成,将角膜水肿的可能性降到了最低,而且减少了角膜点状染色。顶端间隙配适的镜片后光学区曲率(BOZR)较陡,因而后光学区直径(BOZD)和镜片总直径(TD)较小。镜片直径小可能会引起眼前闪光和(或)单眼复视,特别是在晚上。所以视力差是不可避免的结果。

3. 三点接触法　镜片轻微的支撑于圆锥顶端,同时通过镜片后表面的旁周边区支撑于角膜的鼻侧和颞侧区。三点接触式配适是目前最受欢迎的配适方式。因为它可以提供稳定的配适和视力,长期的配适舒适性,并使配戴时间延长。这种方式几乎可以为所有不同程度的圆锥角膜患者,从轻度到最严重的,提供最佳的矫正结果。

(三)验配圆锥角膜的其他选择

1. SCL　由于 SCL 通常不能给圆锥角膜眼提供足够的视力,所以在圆锥角膜视力矫正中所起的作用有限。但在病情进展的早期阶段(或由于伴有特应性疾病不能耐受 RGP),软镜可能可以提供可接受的矫正视力,特别是利用环曲面 SCL,以及在 RGP 不能耐受的患者中。

2. Piggyback 镜片　对大部分圆锥角膜患者来说,RGP 镜片是视力矫正的最佳选择。如果 RGP 镜片的定位和(或)舒适度存在一定的问题的话,可以选择 piggyback 镜片作为替代。该系统包括直接接触圆锥角膜眼的软镜和位于软镜上的 RGP 镜片。硅水凝胶是制造载体镜片最好的选择。

3. 混合设计镜片　混合设计的镜片是将软镜和硬镜的设计及性质结合到单个、一片式的镜片中。混合设计镜片的目标是让患者既能获得与配戴 RGP 相当的视力,又能获得配戴软镜相当的舒适度。尽管理论上这种混合设计的镜片很适合圆锥角膜患者,但由于目前提供的镜片的参数范围很小,因此临床应用也有限。而且这种镜片氧传递性较差,镜片移动缓慢,移动度小。随着镜片配戴时间变长,这些缺点容易引起角膜水肿,新生血管化及内皮细胞的丧失等。

4. 巩膜镜片　巩膜镜片是角膜接触镜矫正圆锥角膜最后的手段,因此仅用于进展期圆锥角膜。但即使对于进展期的患者,如果能够成功地配适巩膜镜片常常能使患者延迟甚至不用进行手术治疗。尽管现在巩膜镜片生产和配适技术(包括预先完成的镜片)已经有了一定的简化,但这种镜片的生产工艺仍然很复杂昂贵,而且目前世界上只有少数实验室生产这种镜片。

(四)屈光度确定

最终要预定的角膜接触镜的屈光力要通过戴镜验光来确定。戴镜验光时患者要配戴镜片后表面设计为最终处方的镜片进行。但是由于圆锥角膜眼的不规则散光,屈光度不能通过经验确定,所以必须先进行戴镜验光。如果必要的话,可以通过框架眼镜再验光确定未矫正的柱镜度数。

(五)随诊

不论采用何种镜片类型和配适方式,角膜接触镜患者的常规随诊都非常重要。在这些随诊检查中,必须评估角膜形状并监测其任何变化,因为这会改变镜片角膜之间的关系。对于正在进展的患者应该至少每 3 个月进行一次检查,而稳定的患者则每半年一次。

【例】男,16 岁,主诉:视力明显下降 2 个月。有"近视"病史,屈光检查:R:−3.50 DS→1.0;L:−8.00 DS/−3.25 DC×165→0.5。裂隙灯检查:球结膜轻度睫状充血,角膜透明,荧光素染色阴性。眼底检查:均为豹纹状眼底,左眼视神经乳头色淡。诊断为左眼视神经萎缩。予类固醇皮质激素及神经营养药治疗。1 周后无明显好转出院。一个月后,左眼视力再度锐减来诊。检查:右眼视力无变化;左眼0.1,不能矫正。球结膜睫状充血,角膜中央盘状混浊水肿,呈圆锥前突,后弹力膜破裂,诊为"左眼圆锥角膜急性期"。经降眼压及加压包扎3 d,自觉症状消退,角膜水肿消退。矫正视力提高到0.3。角膜地形图检查呈圆锥改变。3 周后复诊,角膜锥状突起,有半透明瘢痕形成。

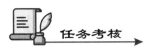

思考题
1.什么是圆锥角膜?
2.圆锥角膜的症状和体征是什么?
3.目前采用的3 种不同的圆锥角膜配适方式的特点有哪些?

任务三 无晶状体眼的角膜接触镜验配

【学习目标】

①掌握无晶状体眼的角膜接触镜矫正优势。②熟悉眼表地形图的改变对角膜接触镜验配的指导意义。

无晶状体眼是指眼内原晶体位置晶体缺如或晶状体不在瞳孔区,在多数情况下是白内障手术摘除所致,其他原因可以是脱位、外伤、手术或先天晶体缺如、马方综合征(Marfan综合征)等。随着人工晶体植入技术的日益成熟,90%以上的病例会选择人工晶体植入。但对于婴幼儿或合并黄斑褪化、难治性青光眼、糖尿病性视网膜变性等不能植入人工晶体的患者,可用框架镜或隐形眼镜进行矫正。角膜接触镜的放大倍率比框架镜小,利于双眼融像,因此角膜接触镜矫正无晶体眼的效果优于框架镜。

一、镜片类型

无晶状体眼的矫正镜片类型包括4种,应根据配戴者角膜散光状态、工作生活环境、眼睑张力及眼睑宽度选择镜片。

1. RGP镜片 对于低龄孩子,尽量选择高透氧而且可以过夜戴的镜片。RGP镜片因其透氧性高,光学性能好,镜片基弧可以按要求加工定做,并且镜片护理相对简便,并发症少,片径小,摘戴容易等,特别适用于角膜弧度过平或过陡、眼睑紧、睑裂小及角膜散光高的患者。

2. 硅弹镜片 硅弹镜片Dk值可达200以上,透氧性极高,可连续配戴30 d,比较方便婴幼儿无晶状体眼的配戴和其父母对镜片的操作和护理。但由于镜片表面疏水,湿润性差,镜片容易产生沉淀物;并且镜片容易与角膜表面粘连,造成摘镜困难及角膜上皮剥脱,因此应用受限,目前临床很少使用。

3. 软镜 软镜由于舒适性好,患者适应快,因此对无明显角膜散光、睑裂宽度较大、眼睑松弛的配戴者或初次配镜的婴幼儿配戴者比较适宜,但因其Dk值低,仅可采用日戴方式,并要警惕长期戴镜引起的角膜新生血管、内皮细胞变性及内皮细胞密度减少等角膜缺氧状况。尽量选择抛弃型或频繁更换型软镜,以减少眼部并发症。

4. 特殊设计的接触镜

(1)虹膜色彩的美容矫形镜片:对并发外伤性虹膜损伤,瞳孔散大、变形,虹膜缺损,角膜白斑等患者,应首选软性或硬性虹膜美容片,它既能改善外观,又能显著提高视力和畏光症状。

(2)Piggyback镜片:当角膜变形明显时,单独使用硬镜则配适及稳定性极差,可考虑使用软镜+RGP接触镜组合,而对有虹膜损伤、虹膜缺损等的病例,可用虹彩软镜RGP接触镜组合。

二、验配要点

如无眼部其他异常,无晶状体眼角膜接触镜的验配原则同常规镜片验配一致。但如无晶体眼伴随其他眼部异常:角膜散光较高,且屈光力高,有双眼不等像视等,则在验配时有其特殊性。

1. 基弧的选择　角膜无异常时,可遵照 RGP 镜、软镜的常规验配方法进行验配。幼儿的角膜弧度较小,对于 RGP 来说,首片应选 BC 为 7.00 mm 的试戴片。验配硅弹性镜片时,为避免镜片与角膜黏附及摘镜困难,验配时应选择偏松的配适状态,使镜片移动度保持在 2~4 mm。角膜变异明显时,需根据角膜地形图及临床经验选择或参考术前或非手术眼的角膜曲率选择试戴片。

2. 直径的选择　无晶体眼需要用 +8.00 ~ +20.00 D 的正镜片矫正。由于正镜片中心厚,因重力关系,容易引起镜片偏位,RGP 镜片直径可根据配戴者瞳孔位置及镜片偏位的情况来决定,较适合用直径 9~10 mm 偏大的镜片。

3. 屈光力的选择　无晶状体眼无调节功能,视近时无法调节,因此出现视近和视远屈光度不一致的现象,因此应根据配戴者的年龄、视觉偏好及双眼屈光状态综合考虑处方。患者偏好视远,则远用视力用接触镜矫正,另配框架眼镜视近;如患者偏好视近,则视近用接触镜矫正。婴幼儿则应根据其视觉发育特点给予处方:未满 18 个月者,在远距离的屈光值上加 +2.50 D;18 个月 ~ 3 岁时加 +2.00 D;3 岁以上按照远距离屈光值处方。学龄期儿童在使用接触镜的基础上,可另配戴一副渐变多焦点框架眼镜,以提高其阅读视力。

4. 不等像的处理　对于单眼无晶状体眼因不等像的原因,患者不能建立双眼视,甚至出现复视。视远状态有 11% 的不等像,可在有晶状体眼前配一不等像镜,使视网膜像扩大 2%,在戴接触镜的无晶状体眼前上 −2.50 D 的框架眼镜,可使光学不等像减少至 6%。视近有 11% 的不等像,如患者有老视,配近用接触镜的无晶状体眼前配平光镜,给非手术眼前配一副 +2.50 D 的框架眼镜和一不等像镜;无老视时,有晶状体眼前配一不等像镜,使视网膜像扩大 3%,配接触镜的无晶状体眼前配平光框架眼镜,这样可使双眼不等像在正常融像范围之内。

【例】男,33 岁,主诉:钢筋扎入左眼,畏光、疼痛,自觉有"热泪"流出。2 h 后急诊入院。眼部检查:右眼矫正视力 0.9,左眼视力光感,光定位正常;下睑皮肤有虹膜组织附着,球结膜充血水肿,角膜水肿混浊,角膜 6 点角膜缘有马蹄状伤口,晶体混浊,眼底看不清。诊断为:①左眼角膜穿通伤;②左眼外伤性白内障。予以抗炎及缝合伤口。2 周后感染控制,前房恢复,予以外伤性白内障晶体摘除术。术后左眼 +11.00 DS/−2.00 DC×115→0.5,建议角膜接触镜验配。

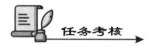

思考题

1.无晶状体眼的矫正镜片主要有哪些?
2.无晶状体眼的验配要点有哪些?

任务四 角膜接触镜的治疗性应用

【学习目标】

①掌握治疗性软性角膜接触镜的理想特点。②熟悉治疗性软性角膜接触镜的实际应用。

角膜接触镜也可用于眼病临床的治疗用途,如角膜疾病通过角膜接触镜的配戴来减少痛楚、缩短疾病愈合的时间和增加药物在眼内的作用时间等。该类用于治疗用途的角膜接触镜也称为治疗性角膜接触镜。

一、作用原理

1.**缓解疼痛** 角膜上有丰富的神经末梢分布,配戴软性接触镜后角膜与外界相对隔离,可以阻止眼睑对角膜的摩擦和外界对角膜的刺激,从而明显减轻疼痛症状。如大泡性角膜病变、角膜上皮糜烂、丝状角膜炎等,配戴接触镜后疼痛明显减轻。

2.**促进角膜愈合** 角膜接触镜附于角膜表面也起了如同"绷带"一样的稳定、固定作用,减少了眼睑对角膜的作用,有利于角膜上皮保持稳定,防止上皮层的脱离,促进上皮快速愈合,同时减少了角膜上皮层与前基质层的脱离。常用于顽固性角膜上皮缺损、慢性非细菌性或真菌性角膜溃疡,神经营养不良性角膜炎,反复性角膜上皮剥脱和角膜小穿破伤或后弹力层膨隆等。

3.**保持角膜湿润** 配戴角膜接触镜能减少角膜表面泪液的蒸发,保持角膜表面相对湿润的环境,可用于泪液分泌不足等引起的眼干燥症。

4.**药物吸载与缓释作用** 利用软性接触镜亲水的特性,镜片吸收水分的同时也吸载了部分眼部用药,贮存了药物成分的镜片在配戴后能缓慢地释放出药物,使药物在眼表保持更长的有效浓度,可提高药物的生物利用度,达到更好的疗效。药物有效剂量的维持时间和疗效与镜片的含水量与厚度、药液的浓度与药物本身的流体动力学和再添加药物滴眼剂等有关。可用于慢性开角型青光眼、单纯疱疹性病毒性角膜炎和眼部化学伤等,根据不同的疾病使用吸载相应药液的镜片。

5.**改善视力** 配戴治疗性角膜接触镜后,为粗糙的角膜表面或不规则的角膜表面提供一个新的光滑的光学表面,并产生一个镜下泪液透镜的作用来改善患眼视力。可用于弥漫性角膜上皮糜烂、大泡性角膜病变和角膜瘢痕引起的不规则角膜散光等。

6. 人工瞳孔的作用　采用的软性角膜接触镜为中心部有 2～3 mm 透明瞳孔区,中心外为不透明棕色或彩色的镜片。戴用这种镜片可阻挡过多的光线进入眼内,缓解畏光等刺激,同时较小的中央光区还有增加视物景深的作用,对改善视觉质量有帮助。

7. 弱视治疗　对屈光参差性弱视眼配一副合适的眼镜配合弱视的治疗,视力可获得提高,但有不少患者依从性不高,戴镜不能坚持,或使用保护不周,易发生框架变形,配戴眼镜偏位,这些将影响视力矫正效果和弱视眼治疗的成功率;双眼屈光参差大于 3.00 D 以上,而不能耐受普通眼镜者,如果家长能够配合,均可采用角膜接触镜。

二、镜片类型

1. 水凝胶软镜　由于有柔软、亲水特性,水凝胶软镜为治疗性角膜接触镜的理想镜片。其根据含水量可分为低、中、高含水量镜片。

(1)低含水量镜片:镜片含水量为 38%～45%,低含水量镜片一般比高含水量镜片薄。

(2)中含水量镜片:镜片含水量为 55% 左右。

(3)高含水量镜片:镜片含水量为 70%～79%。

2. 胶原膜镜片　系生物凝胶制成,质地柔软,透光性能好,多用于保护角膜手术后角膜的创面。

三、验配方法

治疗性角膜接触镜根据不同的用途选择镜片的种类、含水量、直径、基弧、厚度等,验配方法同一般接触镜的验配,但具体治疗用途的接触镜验配有一定的特性。

1. 用于隔离和绷带用途的接触镜

(1)据疾病的类型选择不同直径的接触镜:治疗角膜小穿孔时,可选择小直径镜片,只要镜片能直接覆盖穿孔即可;治疗周边角膜病变时,可以选择大直径镜片,避免镜片边缘对病变位置的摩擦。

(2)在治疗反复角膜上皮糜烂时,应选择相对较紧配适的镜片,可以减少镜片在角膜上的活动,有利于角膜上皮的愈合。可选择高含水量镜片,可以提高配戴的舒适度和增加氧的透过率。

(3)对于明显的眼干燥症患者,则需选择中等或低含水量镜片。

(4)镜片必须每天清洁、消毒和冲洗,并及时更换新的镜片,避免发生由于配戴角膜接触镜而引起的并发症。但是对于覆盖眼睑闭合不全导致的角膜病变的镜片必须采用长戴式。

2. 用于湿润用途的接触镜　选用低含水量的镜片,具有低蒸发保湿特性,也利用其吸收和释放水分速率相对较慢的特点。也可选择硅胶等非含水镜片,镜片覆盖角膜减少泪液的蒸发。

(1)配戴时可以合并滴用人工泪液、舒适液和润滑液。

（2）镜片必须充分清洁、消毒和冲洗，及时更换新镜片，可以一日更换 1～2 次。

3. 用于吸载用途的接触镜

（1）镜片吸载药物的量由镜片的厚度决定，厚镜片吸载药物的量大，吸载量大则药物的浓度相对较高。

（2）镜片吸载的药物释放的速率和镜片含水量有关，高含水量镜片释放药物速率快，低含水量镜片释放药物速率慢。

（3）用于冲击给药方式：可选择高含水量镜片，利用其载量大、释放快特性；用于延长药物时效时，可以选择低含水量镜片，利用其缓释特性。

（4）药物临床疗效除和镜片的特性有关外，更与不同药物在眼表环境的药代动力学特性有关。

四、治疗性镜片的临床应用

1. 大泡性角膜病变 由于物理、化学、生物和机械等各种因素造成角膜内皮细胞的营养不良或失代偿，出现角膜内皮泵功能和屏障功能的障碍，多余的液体堆积在角膜基质内，导致上皮及基质水肿，最终导致角膜上皮隆起，形成水泡。当眼睑闭合摩擦时，使水泡破裂，造成上皮剥脱，表现为眼部剧烈刺痛、畏光和流泪，瞬目时症状明显；裂隙灯下可见上皮下的水泡，部分水泡破裂后上皮缺损。

病变早期可予局部润滑液或高渗液，以减轻水肿，提高视力。当病情进一步发展，患者出现明显症状，引起明显疼痛时，可选择亲水软镜，覆盖裸露的神经，减少疼痛，促进上皮的愈合，同时使整个光学表面变得光滑，可矫正低度的散光，提高视力。

2. 反复性上皮糜烂 常双眼发病，多为晨起睁眼时突然发生，表现为疼痛、畏光和流泪。可予局部使用润滑液、高渗液、抗生素、人工泪液及遮盖治疗，如仍无效可考虑局部配戴亲水软镜镜片。一般需连续配戴 3～4 个月，保证足够时间使角膜上皮及一些细胞连接结构的修复生长，重新建立起上皮细胞与基底膜之间的牢固连接以及上皮和基质之间的黏附。

3. 干眼 干眼是指各种原因引起的泪液的质、量或动力学的异常，导致泪膜不稳定和言表组织病变，并伴有眼部不适症状为特征的一类疾病的总称。常见症状有干涩感、异物感、烧灼感、畏光、眼红、视物模糊、易视觉疲劳等。治疗包括使用人工泪液、促使泪液分泌及泪小点栓子等，在其他方法治疗无效时，可考虑亲水软镜。

使用低蒸发保湿特性的软镜，配戴之前，将镜片吸足润滑剂或者人工泪液，配戴过程中常合并使用润滑剂或人工泪液，每日根据需要，可更换 1～2 次镜片。镜片需要每日进行清洁、冲洗和消毒，且定期更换。

4. 持续性上皮缺损 各种原因造成角膜部分上皮长时间的缺损，多为角膜暴露引起。配戴软镜，防止暴露，有利于愈合。

5. 穿孔性角膜外伤 配戴接触镜可以加速前房形成，保护创口和预防感染，同时方便通过透明的接触镜观察角膜愈合情况。

6. 眼睑闭合不全 眼睑异常、面神经瘫痪、恶性突眼等可导致眼睑闭合不全。配戴接触镜可以起保湿作用。

【例】男,70 岁,主诉:右眼剧烈刺痛、畏光和流泪 1 d。裂隙灯下可见角膜上皮下的水泡,部分角膜荧光染色阳性,结膜中度充血。诊断为:右眼大泡性角膜病变。予局部高渗液,以减轻水肿,提高视力,并给予亲水软镜以缓解疼痛。

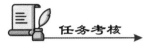

思考题

1. 用于隔离和绷带用途的接触镜的验配特点有哪些?

2. 治疗性接触镜的临床应用有哪些?

任务五　彩色角膜接触镜的验配

【学习目标】

熟悉彩色角膜接触镜的应用范围。

彩色角膜接触镜即有颜色的角膜接触镜,其目的为增加镜片的可辨认性,便于操作,改变眼镜的颜色以及吸收某种波长的光线。

一、彩色角膜接触镜的种类

(一)根据外形特点分类

1. **透明型彩色角膜接触镜**　辨认型彩色镜片,镜片带有淡蓝色或者淡绿色,易于辨认寻找,透光率大于 90%,不改变配戴眼的虹膜区颜色;用于美容的彩色镜片,透光率分为 70%、80%、90%,配戴后的最终效果取决于镜片颜色和虹膜颜色的混合效果,并且受环境光线的影响,主要用于加深或改变虹膜区的颜色。

2. **不透明型彩色角膜接触镜**　此种镜片的目的为完全改变眼镜的颜色。镜片彩色区为不透明的同心环形,通常有蓝色、灰色及褐色等,镜片外表面有仿制的虹膜纹理。

(1)光学区透明型:中央为透明的光学区,大小有 3~56 mm 不等,适用于先天性无虹膜症、手术性虹膜缺损等,减少进入眼内的光线,减少患者眼睛的刺激症状。还可用于瞳孔括约肌麻痹、晶状体不全脱位、人工晶体偏位等引起的单眼复视。

(2)光学区着色型:周边的设计相同,中央光学区着色,甚至不透明,用于角膜白斑、不需要使用视力功能者,也适用于弱视治疗时对非弱视眼起遮盖作用。

(二)根据用途分类

1. **易于辨认**　很多的软性接触镜都染有浅的蓝色,目的是增加镜片的可辨认性,易于护理操作,硬性接触镜染成不同的颜色可以代表不同的材料,还可以左右眼分别选用不同颜色的材料来避免混淆左右眼镜片。

2. 美容用途 通过有一定浓度颜色的镜片来改变虹膜的表现颜色,具有时尚美容作用。

3. 治疗用途 作为一种修复工具,可用于改善外形和提高视力,主要用于角膜白斑、虹膜缺损、严重的白内障等;完全不透明的接触镜也可用于弱视者的遮盖训练,红色接触镜也用于提高色盲者对不同颜色的辨别力。

二、彩色角膜接触镜的特性

1. 透光率 彩色接触镜的透光率受颜色的深浅影响,用于辨认方便的浅色镜片的透光率仍可达95%,而美容镜片用于改变虹膜表现颜色的镜片的透光率为75%~85%。

2. 镜片设计 镜片周边1.5 mm边缘部分一定是透明的,因为软性接触镜有1~1.5 mm区域是覆盖在巩膜上的,透明的边缘避免改变巩膜显示异色而影响美观。

3. 透氧性 软性角膜接触镜的透氧性和镜片的含水量有关,RGP镜片的透氧性和镜片材料的特性有关,镜片的着色不影响镜片的透氧性。

三、彩色角膜接触镜的验配方法

彩色角膜接触镜验配的流程同普通软性角膜接触镜的规范验配流程,镜片的着色不影响镜片的配适状态,具体程序如下。

(1)验配前检查同普通接触镜规范验配。

(2)根据配戴者具体情况和需要选择彩色角膜接触镜的种类。

(3)镜片的基弧选择同普通角膜接触镜规范验配,镜片染色区域的大小需根据角膜大小和瞳孔大小来决定,瞳孔的大小在正常室内照明下测量,根据测量的大小选择镜片无色瞳孔区直径。镜片无色瞳孔区大于瞳孔直径影响美观,小于瞳孔直径又会影响视力和视野。

(4)镜片的理想配适为:①角膜完全覆盖;②镜片中心定位良好;③镜片无色瞳孔区与眼睛瞳孔对位良好、大小一致;④镜片有理想的活动度,避免过大;⑤镜片未影响视力和视野;⑥外观无色泽异常。

(5)镜片护理宣教和随访检查。

四、彩色角膜接触镜的临床应用

1. 角膜白斑 瞳孔透明区的大小根据患眼角膜瘢痕的部位和大小做调整,如果瘢痕较大,且患眼完全丧失视力,瞳孔区可为完全黑色。

2. 虹膜缺损 虹膜缺损或虹膜色素缺陷的配戴者,由于缺少瞳孔对光线的控制,常表现为畏光、眼球震颤和视力低下,模拟虹膜形状和色泽设计的彩色角膜接触镜可以发挥人工瞳孔的作用。

3. 弱视 对一些依从性差的配戴者,可以配戴彩色角膜接触镜来起遮盖的作用。

4. 色盲 用于色盲的接触镜是红染的角膜接触镜,通过红色角膜接触镜的配戴改变色盲眼对红绿颜色明暗度的区分,实质上并未能提高辨色能力,一般为单眼配戴,选择配戴在非优势眼上。

5.虹膜颜色改变　有色的角膜接触镜可以改变虹膜的颜色,起美容和装饰的效果。

五、彩色角膜接触镜有关的问题与处理

1.颜色的一致性　确保两眼镜片无明显的色差,建议同时更换镜片,尽可能使用同一生产批号的镜片。

2.颜色的变化　一些化学物质会导致镜片颜色褪色,常见的物质有过氧化氢护理液,含氯的镜片消毒剂,在对镜片护理中应尽可能避免接触这些物质。

3.干眼症状　和配戴一把无色镜片一样,有些患者容易出现干眼症状,一方面可能与配戴者本身的眼部情况及镜片影响泪膜的性能有关,另一方面着色镜片可能会影响镜片表面的湿润性。

4.蛋白膜的形成　有5%~7%的彩色镜片易在着色的表面形成蛋白膜,对于此种情况,建议较频繁地使用酶蛋白清洁系统。

5.镜片的更换　由于镜片反复操作,使用护理液、镜片沉淀及环境因素等,都会导致镜片的老损,镜片的材料及染料在长期暴露于紫外线环境中会发生降解,因此应该定期更换镜片。

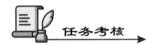任务考核

思考题

1.彩色角膜接触镜的理想配适是什么样的?

2.彩色接触镜有哪些临床应用?

任务六　老视、单眼视的角膜接触镜验配

【学习目标】

①掌握中老年人眼部特征。②了解适用于单眼视的视力解决方案。

一、老视与角膜接触镜验配

老视的实质是眼的调节能力的减退,年龄则是影响眼部调节力的一个最主要的因素,调节是通过晶体的塑形、变凸来实现的。随着年龄的增加,赤道区上皮细胞不断形成新纤维,不断向晶体两侧添加新的皮质,并把老纤维挤向核区,于是晶体密度逐渐增加,弹性逐渐下降,调节力也逐渐下降,出现视近困难,以致在近距离工作中,必须在其静

态屈光矫正之外另加凸透镜才能有清晰的近视力,这种现象称为老视。老视是一种生理现象,不是病理状态,是人们步入中老年后必然出现的视觉问题。

(一)老视的临床表现

老视者的临床表现与个人基础屈光状态、用眼习惯、职业及爱好等因素都相关,因此老视者的不适感觉因人而异。例如,一位从事近距离精细工作者出现老视时的主观不适感觉就会比以观看远距车辆和交通灯为主要任务的交通警察强烈得多。

1.视近困难 患者会逐渐发现在往常习惯的工作距离阅读看不清楚小字体,会不自觉地将头后仰或者把书报拿到更远的地方才能把字看清,而且所需的阅读距离随着年龄的增加而逐渐增加。

2.阅读需要更强的照明度 老视患者晚上看书有些不舒适,晚上看书喜欢用较亮的灯光。主要是由于照明不足不仅使视分辨阈升高还使瞳孔散大,由于瞳孔散大在视网膜上形成较大的弥散圈因而使老视眼的症状更加明显。把灯光放在书本和眼的中间,不但可以增加书本与文字之间的对比度,而且还可以使瞳孔缩小,使老视患者增加近距离阅读能力。在室内,老年人可用提高照明度来改善视力。阅读材料时,老年人对光亮对比度要求高,故应对老年人提供印刷清晰,字体较大,黑白分明的阅读材料。

3.视近不能持久 老视患者由于调节反应的迟钝,经过努力可以看清近处物体,再看远处物体时,由于睫状体紧张不能马上放松,因而形成暂时近视。再看近处物体时由于调节力不足又有短时间的模糊,即调节反应迟钝的表现。老视因为调节力减退,患者通常要在接近双眼调节极限的状态下近距离工作,所以不能持久。同时由于调节集合的联动效应,过度调节会引起过度的集合,这也是产生不舒适的一个因素,故看报易串行字迹成双,最后无法阅读。再继续发展,就会出现眼酸、眼胀痛、眼皮抽搐、眼干涩、畏光流泪、头痛、头晕、恶心、烦躁等一系列视疲劳症状。

(二)老视的角膜接触镜验配

老视一般在40岁左右出现,表现为阅读或者近距离工作困难。通常远视眼、从事精细近距离工作者、使用某些药物(如胰岛素)对睫状肌产生影响者有可能较早出现老视。目前最有效改进近阅读视力的方法是使用框架镜来矫正:单光、双光和渐变多焦点眼镜。但是如今的老视者对矫正方式提出了更高的要求,特别是20世纪80年代第一批角膜接触镜的配戴者们如今也步入老视的行列,他们还想继续配戴角膜接触镜,同时中国的人口中老年人的比例也逐年增加,这些都提示角膜接触镜在老视的矫正上有很大市场和应用前景。

1.老视者验配角膜接触镜的眼部特征

(1)上睑低垂:随着年龄的增长,眼部肌肉张力下降、眼睑皮肤弹性消失、眶部脂肪减少等,会导致眼睑低垂。众所周知,上睑张力在接触镜中心定位和镜片运动中起重要作用,因此老年人配戴 RGP 镜片可能会加重上睑下垂。

(2)泪膜的改变:随着年龄增长,结膜杯状细胞数量减少和睑板腺分泌减少导致泪液质量变差,同时泪腺部分萎缩又导致泪液分泌量不足,出现眼部干燥并加速接触镜镜片沉淀物的堆积,继而导致免疫反应、视物模糊、眼部刺激,甚至感染,所以对老年人配戴角膜接触镜时最好选用抛弃式镜片并适当补充人工泪液。

(3)瞳孔和虹膜的改变:随着年龄增长,瞳孔直径逐渐变小,这种改变是由虹膜硬度增加或虹膜纤维丧失和神经传导异常所致。另外,老年人瞳孔对光反射也逐渐滞后。这些改变对于多焦点角膜接触镜的验配有一定的影响。

(4)角膜缺氧反应:由于内皮细胞数量减少和内皮泵功能下降,老年人角膜对氧的需求量增加,缺氧的耐受性变差,因此老年人应该配戴高 Dk 值的角膜接触镜。

(5)角膜和睑缘的敏感性降低:角膜知觉和睑缘的敏感性随着年龄的增长而降低,这一方面可以增加配戴舒适性;但另一方面会因眼部刺激症状不太明显而会延误并发症的诊治。

2.老视角膜接触镜种类　单眼视角膜接触镜、框架镜联合角膜接触镜、双焦或多焦点角膜接触镜。

二、单眼视角膜接触镜的验配

单眼视,也称为"一近一远视力",为一只眼用角膜接触镜矫正后作为视远,另一只眼用角膜接触镜矫正后作为视近。双眼不论视远或视近,利用视皮质来抑制一眼模糊像而采用另一个清晰像,所以此种配戴方式就可以在视远或视近时均能进行清晰聚焦。

单眼视不是单纯的单眼遮盖,而是双眼视的改良,并非丧失全部立体视。研究发现,近附加度数<1.75 D 时94%的使用单眼视角膜接触镜患者,其立体视在正常的允许范围内,模糊像眼的离焦像对光感、运动视觉、色觉、时间反应和空间定位影响甚微。

1.视远与视近眼的确定　由于视远用优势眼可以减少融像问题,通常将优势眼验配为视远用,即用于驾车或行走,将非优势眼验配为视近用。但也有学者建议:近视者将低度数眼作为远用眼;对于一些特殊职业的人如驾驶员则用左眼(交通眼)作为远用眼。也可用正镜片确定视近的眼睛:首先矫正屈光不正,让被检者注视视远目标,将一片+1.50 D镜片放在一眼前,然后再放在另一眼前,放置镜片后相对较舒服的那一眼即为视近优势眼。

2.镜片的选择　镜片材料和类型的选择应该从每个配戴者的个体情况出发,满足个体的要求。例如,上睑松弛的人选择软镜,有轻度眼干燥症的人应该选择湿润性较好的镜片,阅读附加度数较深的人应选择较厚镜片等。

3.验配流程

(1)验配双眼的视远屈光度。

(2)验配视近眼的近附加度数。

(3)验配好接触镜后,让配戴者视远物和近距离阅读20~30 min。

(4)指导配戴者去正确适应"一远一近"的视力,一般单眼视配戴者需要几天甚至几周的时间去适应,并尽量避免夜间驾驶。

(5)随访检查患者远近视力及了解患者是否存在视觉问题等。

4.常见问题的处理

(1)视疲劳:一般较易发生于特殊近点工作者,如针线活等,可以在单眼视矫正的基础上再配戴一副框架眼镜作为补偿(远用眼上配正镜片,近用眼上配平光镜片)。而对于由于光学质量不好、度数不对或柱镜矫正不妥等引起的视疲劳,则需要重新验配。

(2)夜间驾驶困难:暗环境下瞳孔变大,超过镜片光学区时会出现眩光和光晕而影响视远视力,并伴随立体视的下降,患者距离感变差。可以在单眼视矫正的基础上再配戴一副框架眼镜补偿(远用眼上配平光镜片,近用眼上配负镜片)来改善夜间驾驶困难。

(3)视物模糊

1)视远模糊:首先考虑视远欠矫,需要增加视远度数;其次考虑附加度数低,对视近眼的抑制不充分,需要彻底检查近附加度数。

2)中距视模糊:减去少量阅读附加通常会满足一些近距离视力和中距离视力间的妥协,因此在视近眼的近附加度数上减去 0.50 D 即可改善中间视力。如果上述方法无效,可采用改良式单眼视方法:用球性角膜接触镜矫正视远眼,视近眼配戴双光或多焦点角膜接触镜用于视近和中间视。

3)视近模糊:确定近距离视模糊的性质为持续性或为特征性(即发生在需要较好立体视活动时)。如果为持续性需要调整阅读附加度数,如果为特征性可用框架眼镜补偿。

(4)光晕或重影:在单眼视配戴初期常有光晕或重影,可以慢慢适应,如果光晕持续存在,应重新选择镜片类型或矫正方法。

(5)头痛:头痛是由于在近距注视时双眼调节不平衡所造成的不适感,增加阅读附加度数可以减少或缓解这种症状;也可以在单眼视矫正的基础上再配戴一副框架眼镜补偿(远用眼上配正镜片,近用眼上配平光镜片)。

三、角膜接触镜联合框架镜

1.远用角膜接触镜联合近用框架镜　通过远矫正屈光不正后,远距离用角膜接触镜矫正,配戴角膜接触镜后再按照近附加度数给予框架眼镜,用于视近。该方法在远和近距离上都能获得良好的光学矫正,并且有较好的立体视,验配成功率高,但看远和看近时需要取戴框架镜。

2.近用角膜接触镜联合远用框架镜　通过验光,近距离工作时配戴含有近附加度数的角膜接触镜,视远时配戴负镜框架眼镜。该方法适用于较多时间从事近距离和中距离工作的人群。

四、双焦和多焦点角膜接触镜

框架眼镜有双焦点和渐变多焦点镜片,角膜接触镜同样也有双焦角膜接触镜和多焦点角膜接触镜。即在同一接触镜片上有视远和视近两个区域,该类镜片的设计有多种,常见的为新月形。多焦点角膜接触镜即在同一镜片上有远、中、近距离的分区,或分区不明显但度数随区域不同而变化。

双焦和多焦点角膜接触镜的验配较复杂,验配的成功率一般为30%~60%。软性接触镜和硬性接触镜都可以用于双焦和多焦点角膜接触镜的验配,通常适应周期为 3 ~ 4 周。

(一)双焦和多焦点角膜接触镜分类

根据镜片的设计原理可以分为同时视、切换视双焦和多焦点角膜接触镜。

1.同时视双焦和多焦点角膜接触镜 包括同心双焦点角膜接触镜、非球面多焦点角膜接触镜、衍射多焦点角膜接触镜。

2.切换视双焦和多焦点角膜接触镜 包括区域双焦点角膜接触镜和非典型角膜接触镜。

(二)同时视双焦和多焦点角膜接触镜

近距离、中距离和远距离的物体同时在视网膜上成像,不同距离的物体通过镜片的不同度数的区域同时成清晰和模糊像,配戴者的视觉系统有选择地感知其中相对清晰的像,该类接触镜称为同时视双焦和多焦点角膜接触镜。

1.同时视双焦点角膜接触镜 镜片的中央设计为视远区域,在同心的外周设计为视近区域;也可以中央区域为视近度数,而周边的区域为视远度数。不管哪种设计其在同一区域度数是恒定的(图6-1)。由于同心双焦角膜接触镜视远区和视近区有明显的界限,因此近附加可较高。

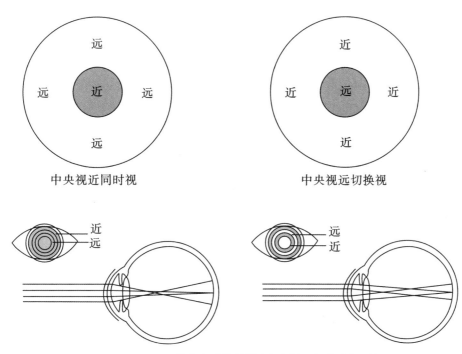

图6-1 同心双焦点角膜接触镜(中央视远与中央视近)

2.非球面多焦点角膜接触镜 镜片上没有严格的分区,镜片的度数从中央到外周逐渐变化,中央的区域主要是视远的度数,越到外周近附加值越大,镜片越向周边越平。

3.衍射多焦点角膜接触镜 镜片光学区4.5~5.0 mm设计为一系列同心的光栅环,利用光的衍射原理,不同宽度的光栅环表示不同的屈光力。适用于大瞳孔(5~6 mm)配戴者或镜片偏中心者(图6-2)。近视力效果类似于其他同时视镜片。

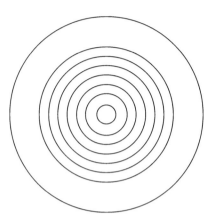

图6-2 衍射多焦点角膜接触镜

4.切换视双焦和多焦点角膜接触镜 镜片设计成两个或两个以上明显不同区域,每个区域的屈光力针对不同距离设计。当眼睛看不同距离的物体时镜片与注视方向的相对位置发生改变,保证视轴方向为适当的屈光度。这种通过改变注视不同镜片区域来获得远、中、近距离良好视力的方式称为切换视(图6-3)。这是一种在偏心位置放置阅读或视近子片的双焦或多焦点角膜接触镜。切换视双焦和多焦点角膜接触镜视远和视近均较同时视镜片清楚,是所有双焦和多焦点角膜接触镜中光学效果最好的镜片。要使这种镜片有效地发挥其矫正远、近视力的作用,就必须使其在眼睛下转看近物或阅读时能在角膜上向上移动。瞬目后镜片移动过度或不稳定,大瞳孔,或视近区位置过高都会导致看远时部分瞳孔被视近子片所覆盖。

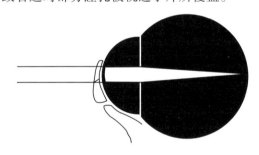
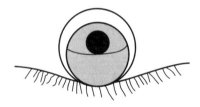

远视时镜片位置

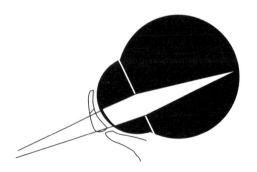
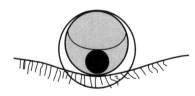

近视时镜片位置

图6-3 切换视

5.双焦和多焦点角膜接触镜验配要点

(1)诊断性试戴:不同设计的双焦和多焦点角膜接触镜对验配的要求不同,应根据不同镜片的验配指南进行配适评估,对于成功的验配有重要的意义。

(2)成功验配老视隐形眼镜的一个重要方面就是要谨慎地选择患者,和正确地处理患者的期望值(即确保其现实可行)。

(3)先查双眼视力再查单眼视力。

(4)主观视觉清晰度比客观检查视力更重要。

(5)戴镜评估需要分别在暗和明的环境里进行,特别要保证在暗的环境里有良好的视力。

(6)低度到中度近附加(≤+1.50 D)选择单眼视或非球面同时视设计镜片;中高度近附加(≥+1.75 D)可选择同心圆式同时视设计、衍射型同时视设计或切换视设计镜片。

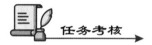

思考题

1.双焦点和多焦点接触镜验配要求有哪些?

2.老视者验配角膜接触镜的眼部特征有什么?

任务七　穿透性角膜移植术后的角膜接触镜验配

【学习目标】

熟悉穿透性角膜移植术后角膜接触镜的验配要点。

穿透性角膜移植术(PK)是世界上最常见、最成功的器官移植技术。PK 是手术切除全厚的中央角膜,置换成别人捐献的角膜移植片。圆锥角膜、大泡性角膜病变、角膜瘢痕和混浊、角膜营养不良等是 PK 的主要适应证。眼部条件较好的角膜移植,植片透明成功率达95%以上,但术后一般裸眼视力较差。

一、穿透性角膜移植术后并发症

虽然穿透性角膜移植术手术是比较成熟的手术,但为数不少的并发症在术后早期和晚期都可能发生。PK 的两个最常见和最重要的并发症是散光和移植片排斥反应。因此,必须经常地随访以发现这些问题。

1.穿透性角膜移植术后的移植片排斥反应　移植后第一年内移植片排斥反应危险性最大,之后就会减少。排斥反应的早期治疗是至关重要的,因此早期发现排斥反应的症状和体征至关重要。移植片排斥的开始迹象包括眼球发炎、视力下降等。为了保持移植组织的健康往往需使用皮质激素,这种疗法可以挽救大多数的移植片。开始用皮质激素治疗后,医生必须密切监测眼压水平,但是如果治疗不及时失败的危险就会大大增加。

2. 穿透性角膜移植术后的散光　尽管注意控制移植床和供体的环钻、移植片和宿主的大小配适、切口对齐和缝线的位置与张力等这些手术因素,PK 术后还是可能会出现显著量的角膜散光,散光可以是规则或不规则的。不规则散光可能的原因有:宿主和移植片界面的伤口愈合错位;围绕移植片的缝线的张力不均匀;植床角膜厚薄不均匀,曲率异常或新生血管影响,以致窗口瘢痕形成与瘢痕收缩的不一致等。这种不规则散光一般相当严重,平均散光 4.00～5.00 D,甚至高达 10.00 D。

二、镜片选择

(一)RGP 镜片

PK 术后残余屈光不正的存在意味着要想达到最佳的视觉功能,大量的患者需要配戴隐形眼镜。由于大幅的角膜散光和不规则的形态,镜片一般首选 RGP 镜片。其既能提供最好的视力,又能维持移植片健康。

1. 正常移植片表面地形图的镜片选择　如供体和宿主的角膜组织吻合良好,并且角膜地形图显示有规则散光,隐形眼镜医生可以考虑使用传统的 RGP 镜片设计。判断验配是否成功采用的是标准的评估技术。但在临床上 PK 后相对正常的角膜地形图很少见。

2. 平坦移植片地形图的镜片选择　平坦或下沉的移植片通常是由于植片和移植床上角膜曲率相同造成的。RGP 镜片会使移植片区域呈圆拱形,镜下容易产生气泡。镜片对周边角膜所产生的压力是实现验配成功的一个关键因素。当传统镜片验配不理想时,可以考虑一种逆几何学的 RGP 镜片设计。

3. 突出移植片地形图的镜片选择　该情况是移植片稍微高出宿主的眼角膜,属于移植后隐形眼镜验配比较困难的。突出移植片很可能是圆锥角膜病人 PK 后。在这些病人中,宿主在环钻处边缘的角膜厚度小于取自正常眼角膜的移植片的厚度。宿主和移植片界面隆起的台阶常常导致中等直径的 RGP 镜片在正常瞬目时滑出移植片,这时通常需要直径更大的镜片。

4. 扁球形移植片的镜片选择　主要表现为植片的曲率比受体角膜平坦。在这种情况下,球面设计的镜片会造成明显的顶点间隙和过度的边缘间隙,应该考虑使用逆几何设计镜片(角膜塑形镜)。

5. 倾斜移植片的镜片选择　移植片倾斜通常是由于受体和植片边缘厚度的不同或两者之间的缝合深度差异。大的 RGP 镜片可能会在移植片凹陷的区域形成局部性槽,在该区域产生持久的气泡。

(二)水凝胶镜片

在某些情况下,可适当使用水凝胶或硅水凝胶镜片。例如:有必要戴隐形眼镜而缝线仍未拆时,薄的软镜会包裹隆起的植片-宿主连接处,不会引起过多的摩擦或不适而成为最佳选择。

在有显著角膜散光的典型病例中,软性镜片的主要缺点是矫正视力不如 RGP 镜片。在部分病例中,订制的环曲面有时可能是一种选择。比正常稍厚的镜片可提供更稳定的配适和更好的视力。但是低氧传递性的传统水凝胶隐形眼镜可导致角膜水肿和周边角膜新生血管。为免疫系统充当渠道的血管长入移植片会诱发排斥反应。因此必须令每 PK 后配戴软镜的病人仔细随访。

(三)硅凝胶镜片

硅凝胶镜片凭借其相对传统的水凝胶较硬的优点,可以在上述水凝胶使用情况下使用。不过,较硬的镜片也可能会增加对角膜突出处的压力等问题。

(四)Piggyback 镜片

使用 Piggyback 隐形眼镜一般是不得已的选择。最主要的问题是软硬镜组合体降低了氧传递性。硅凝胶镜片的出现给隐形眼镜医生处理这些病例提供了更好的材料。Piggyback 验配技术的主要问题是保持镜片共轴性和满意的舒适度。

(五)巩膜镜的验配

巩膜镜因其相比软镜和小 RGP 镜片,比较容易操作;一旦戴入眼睛,不容易掉出来;在眼睛上很稳定,提供最佳的共轴性;视力很好及耐用等优点可以在 PK 后提供最佳的矫正视力上扮演重要的角色。大多数现代的巩膜镜都由高透氧材料制成,很少引起角膜缺氧或水肿。

(六)混合镜片

周边为水凝胶镜片、中心为 RGP 镜片的一片式混合镜片是一种独特的隐形眼镜。周边的水凝胶镜片有助于保持镜片的共轴性,而中心的 RGP 镜片可以提供最佳的视力。这是一种对 PK 后角膜很好的很有潜力的镜片。这种镜片的主要缺点是相对较差的氧气传递性,不管是水凝胶区还是 RGP 区。另外,软硬之间的过渡区耐久性较差,可以导致在过渡区处发生同心圆式裂开。这种镜片缺少运动也会带来问题,因为不能有效地去除镜片后面的眼部碎片和(或)泪膜污染物。

三、验配要点

1. 在验配之前有必要评估病人的动机与态度,使之能够在获得合适镜片过程中的各个阶段提供支持。

2. 为保持移植片的健康,建议隐形眼镜只用于日戴(DW),由于角膜在 PK 后已经处于应激状态,连续过夜配戴(EW)会使发生并发症的危险性。

3. 如果想要将移植排斥的风险减到最低,所有的 PK 病人都需要细心的随访。

4. 健康教育的一个关键要素是使他们充分认识到 PK 后配戴隐形眼镜可能发生的并发症,例如移植片排斥、视力波动或欠佳、镜片不能耐受、眼部感染等。

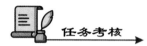

思考题

1. 角膜移植术后的并发症有哪些?

2. 如角膜移植术后出现散光,首选的矫正方式是什么?

项目七

与角膜接触镜配戴相关的并发症及处理

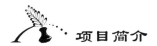 项目简介

多年以来,角膜接触镜已经广泛应用于矫正人眼的屈光不正、治疗某些眼部疾病、美容等多方面。由于角膜接触镜通过泪液和眼球表面接触,会对眼表面的正常解剖结构和生理功能产生一定的影响,有可能导致与角膜接触配戴相关的眼部并发症的发生。配戴角膜接触镜引起的并发症从病因病理学角度可以分为机械损伤相关、缺氧相关、炎症反应相关、病原微生物相关并发症,以及累及结膜、泪膜、角膜为主的并发症。需要正确鉴别这些并发症并掌握处理原则。

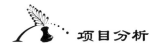 项目分析

本项目主要学习镜片沉淀物的类型、配戴接触镜后机械损伤引起的眼部并发症,缺氧引起的眼部并发症、角膜接触镜与眼干燥症、巨乳头性结膜炎等。

任务一 | 角膜接触镜对泪膜、瞬目的影响

【学习目标】
①掌握角膜接触镜对泪膜、瞬目的影响。②掌握角膜接触镜对角膜氧供的影响。

发生与角膜接触镜相关的并发症的主要原因有:配戴者依从性差;镜片配适不良;角膜接触镜本身对眼部生理(如供氧)的影响;镜片表面沉淀物引起的不良反应。

事实上,如果配戴者的角膜接触镜镜片配适状态理想,护理操作规范,使用的护理系统品质优良,并能做到定期复诊,角膜接触镜的配戴可以说是安全的。但由于各种原因的影响,与角膜接触镜配戴相关的并发症目前仍未能完全避免。这些并发症主要发生在

眼的结膜、泪膜和角膜,突出表现在对泪膜和瞬目方式的影响上。

一、角膜接触镜对泪膜的影响

1. 泪膜结构的改变　角膜接触镜配戴在角膜上后,泪膜重新分布,接触镜将原有的泪膜分成镜前泪膜层和镜后泪膜层。泪膜的完整性受到镜片的影响而破坏,更容易破裂产生干点。镜前泪膜的形态和稳定性与镜片的材料类型和设计有关,含水量越高、越厚、直径越大的镜片,镜前泪膜越稳定。此外,边缘设计良好的镜片,镜前泪膜也相对较稳定。

2. 泪膜性质的改变

(1)蒸发速率的改变:角膜接触镜的配戴增加了泪液的蒸发速率,尤其是软镜配戴者。泪液蒸发速率增加的原因主要是泪膜变得不稳定,破裂的泪膜增加了蒸发的面积,更多的泪液从镜片表面蒸发。

(2)渗透压的改变:角膜接触镜的配戴造成泪液蒸发量增加,导致泪液的渗透压明显增加,泪液张力明显增加。

(3)泪液成分的改变:角膜接触镜配戴会导致泪液中的蛋白质、钠、钾、氯水平发生改变,研究发现硬性角膜接触镜初戴一周内蛋白质总量有一定的下降,之后逐渐恢复到原来的水平。

(4)泪液 pH 的改变:角膜接触镜的配戴会导致泪液 pH 的改变。配戴硬性角膜接触镜者 pH 无明显改变,配戴软性角膜接触镜者泪液 pH 向碱性方向变化,同时配戴角膜接触镜导致角膜缺氧而出现乳酸堆积使泪液的 pH 向酸性方向改变。需注意镜片在不同 pH 环境中的降解情况。

二、角膜接触镜对瞬目的影响

闭眼时,眼球会向上转,称为贝尔(Bell)现象。在正常瞬目时,几乎无贝尔现象,只有在强迫性瞬目时,眼睑紧张,瞬目时感觉不舒适,才会出现明显的眼球上转。在配戴接触镜时,常常会因不适而瞬目不全,这时可能会出现眼球上转和内转。眼睑在闭合过程时,眼球向后移,然后回到起始点,在上睑提起过程时更靠前些,接触镜可能增加了眼球后退的距离。

1. 角膜接触镜对眼睑的作用　角膜接触镜置于角膜上改变了眼睑与角膜之间的生理关系,主要表现为以下几个方面。

(1)眼睑下降时碰上角膜接触镜并从上面滑过,对眼睑的边缘产生抵抗力。

(2)由于接触镜的厚度和其置于角膜上所占的空间,下降时的眼睑稍前偏位。

(3)接触镜对角膜施加了压力。

(4)镜片的前表面和眼睑的内表面有不同的摩擦力,该摩擦力与眼睑和角膜间的摩擦力不同。

(5)镜片前的泪膜(厚度、分布、破裂时间)和正常角膜前的泪膜不一样。

2. 瞬目的改变　角膜接触镜配戴会改变瞬目频率,这种改变的变异很大,既有增加瞬目频率的又有减少瞬目频率的。一般情况下大部分人瞬目间隙为 5～6 s,但有时可以延长,如做一些精细的工作、阅读等。

　　角膜接触镜配戴后瞬目频率增高,即瞬目间隙缩短,镜片前的泪膜流失加快,仅在数秒内变薄并出现干点。由于镜片变干,光学成像受到了影响。配戴角膜接触镜后瞬目增加是为了努力保持光学像清晰的下意识的瞬目,充分地瞬目有利于保持镜片前表面有完整的泪液。

　　3.对氧供的影响　接触镜配戴会不同程度地减少角膜氧气的供应。缺氧状态下无氧代谢增加,导致乳酸堆积产生水肿。水肿程度因配戴方式不同而不同,受镜片厚度、含水量、屈光度和最低泪液交换量等因素的影响。镜片的配适特征对于氧供也有重要的影响。

　　角膜水肿是乳酸聚积产生的渗透压梯度引起的,由于很多镜片甚至不能达到日戴所需的透氧性,许多配戴者会有轻度角膜水肿,但并无临床表现,上述状况在戴镜过夜或戴镜时间过长时会加重。角膜水肿反应被广泛用来评价配戴接触镜后角膜的氧供水平。当接触镜不能提供给角膜以足够的氧气时,角膜水肿就会发生,但是角膜水肿反应因个体适应状况和测量的时间而异。此外有许多因素,如睁眼闭眼对角膜水肿也具有明显作用。

　　在配戴同样材料接触镜时,角膜水肿反应的个体差异非常大,尤其是配戴镜片过夜。可以通过将不同透氧性的镜片配戴在同一个配戴者的角膜上来测定角膜的水肿反应,算出个体配戴者日戴或长戴最低需氧量。除个体差异外,同样材料、不同屈光度的镜片透氧性也有差异,高度数负镜片比低度数负镜片产生的中央水肿要明显,因为前者有较大的平均厚度(边缘较厚),是决定透氧性的主要因素。

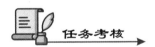

思考题

1. 角膜接触镜对泪膜的影响包括哪些?
2. 角膜接触镜对瞬目的影响包括哪些?

任务二　镜片沉淀物的类型、影响及处理方法

【学习目标】

　　①掌握镜片蛋白质沉淀、脂质沉淀的原因、临床表现及处理方法。②熟悉镜片生物膜、胶冻块、无机盐、真菌和其他沉淀物的原因、临床表现及处理方法。③掌握沉淀物产生的影响。

　　角膜接触镜配戴在人眼上,就处于眼的泪液等组成的微环境中,该环境中的各种物质都会与接触镜发生一定的接触。泪液中的蛋白质、脂质和代谢产生的细胞碎片都容易沉淀在镜片的表面(图7-1~图7-3)。这些沉淀物不仅影响了镜片的各种理化性能,也影响了眼睛的正常生理。角膜接触镜镜片的沉淀物有蛋白质(图7-4)、脂质、生物膜、胶冻块、无机盐、真菌和其他沉淀物。

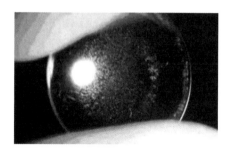

图7-1　镜片沉淀物

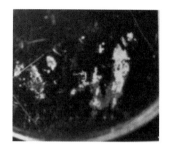

图7-2　镜片沉淀物的局部放大

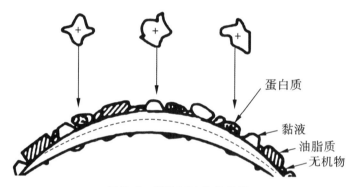

蛋白质

黏液

油脂质

无机物

图7-3　镜片沉淀物的种类

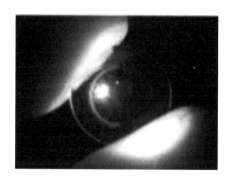

图7-4　硬性接触镜片上的蛋白质沉淀物

　　沉淀物将产生下述影响:①减低氧的传递性,产生不舒适感。②镜片的透明性下降,视力减低。③眼睑刺激感。④由于眼睑对镜片沉淀物的黏附增加,产生镜片移动过度,使视力波动。⑤增加感染的潜在危险。⑥巨乳头性结膜炎。

一、蛋白质沉淀

1. 原因　正常的泪液中就含有大量的蛋白质及其相应成分,配戴角膜接触镜后,眼部的免疫反应和排斥反应使泪液中的蛋白质成分增加。配戴角膜接触镜的过程中,泪液中变性的蛋白质堆积在镜片的表面形成蛋白膜。影响蛋白质沉淀的因素有瞬目不良、泪液中蛋白含量高、泪液量不足、高含水量离子性镜片、过夜配戴镜片、镜片使用时间过长、眼表的慢性炎症、未定期使用去蛋白酶片或护理液中不含去蛋白成分。

2. 表现　裂隙灯下可见镜片表面半透明的薄膜状或硬块沉淀物,色乳白,可部分或全部覆盖整个镜片。由于疏水性增加,镜片表面常积聚水滴。蛋白质沉淀可造成配戴视力下降、异物感增强。

3. 处理方法　每日彻底揉搓和清洁镜片,使用含去蛋白成分的护理液,定期使用去蛋白酶片,及时更换镜片。

二、脂质沉淀

1. 原因　睑板腺和 Zeiss 腺分泌脂质,通过瞬目分布到眼表,形成泪膜的外层。配戴接触镜后脂质转移到镜片的表面,当镜片表面过多的脂质堆积形成脂质沉淀物。睑板腺发达或泪液脂质含量过高、镜片材料容易吸引脂质、护理液含亲脂成分都容易引起脂质的沉淀。

2. 表现　镜片表面微小半透明颗粒,也可为光亮、表面疏水的薄膜,多不完整,取镜后可以在脂质膜上看到指纹。RGP 镜片表面脂质层影响镜片表面泪液层的完整,常表现为戴镜视物模糊。

3. 处理方法　用含有表面活性剂的护理液彻底清洁镜片,避免采用具有亲脂特性的镜片和护理液。

三、生物膜沉淀

1. 原因　生物膜是眼对接触镜的一种排斥反应。当配戴接触镜后,镜片的机械性刺激和干眼的刺激使得结膜杯状细胞分泌黏液增加,大量的黏液吸附在镜片的表面形成透明的生物膜。较薄的生物膜经过揉搓很容易脱落下来,但长期配戴或清洁不佳使得生物膜增厚,相对就比较难清除,形成的生物膜容易吸附其他蛋白质、脂质沉淀物。

2. 表现　镜片的表面均匀、透明的层状附着物,揉搓后可以起皱、脱落。

3. 处理方法　用含有表面活化剂的护理液充分揉搓、冲洗镜片。

四、胶冻块沉淀

1. 原因　各种原因引起的泪液 pH 偏酸化,高含水量离子性镜片、长戴镜片容易出现胶冻块沉淀,主要成分为脂质沉淀物,还包括少量的蛋白质、无机盐、黏液等。其他影响因素还包括泪液中相应成分的异常、瞬目不良、镜片表面的污染等。

2. 表现　透明或半透明的光滑斑块,白色或乳白色,凸出于镜片表面,边缘光滑。配戴者主观感觉异物感强,镜片活动度大,视力有波动。

3.处理方法 胶冻块常出现在使用时间较长的长戴型镜片,一旦出现较难去除,一般需要更换镜片。

五、无机盐

1.原因 泪液中无机盐如钙的含量过高。

2.表现 常与蛋白膜一起出现,可见镜片表面散在白色颗粒状沉淀,部分埋入镜片的基质中,部分突出镜片表面。

3.处理方法 用加热的生理盐水浸泡,对镜片表面损害大的需要更换镜片。

六、真菌沉淀

1.原因 护理系统和镜片长期置于潮湿的环境,使用不含防腐剂的护理液或过期的护理液。

2.表现 镜片的基质里可见黑色、灰绿色、黄色、粉红色的片状或絮状物。

3.处理方法 真菌有引起真菌性眼炎的机会,发现后要及时更换镜片和护理产品。

七、其他沉淀

接触镜的其他沉淀物多种多样,如锈斑、药物成分、护理液成分等,需每日彻底揉搓和清洁镜片以防沉淀物对眼健康的影响。

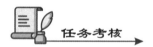

思考题

1.镜片沉淀物的常见类型有哪些?如何处理不同类型的沉淀物?

2.镜片沉淀物会对眼睛产生哪些影响?

任务三 机械性损伤引起眼部并发症

【学习目标】

①掌握角膜上皮细胞缺损的临床表现。②掌握角膜上皮细胞缺损的处理办法。③熟悉角膜擦伤和角膜微凹的临床表现和处理。

配戴角膜接触镜的过程中,眼睛要面对接触镜、护理液、外界各种因素的影响,护理不当、镜片配适不良等情况下容易引起眼睛的损伤。眼睛损伤的原因包括机械性、物理性和化学性损伤。下面主要介绍机械性损伤引起的眼部并发症。

一、角膜擦伤

1.原因　镜片取戴过程中镜片的边缘、指甲容易擦伤角膜,镜片的破损处、镜片表面硬的沉淀物、外来的沙粒等异物在镜片配戴的过程中也容易擦伤角膜。擦伤在一般硬性角膜接触镜配戴者中多见。

2.表现　角膜荧光素染色后可见角膜表面条索状、排列不整齐的荧光染色条,可有结膜充血。

3.处理方法　上皮的浅表擦伤不需用药,停戴 3~4 d 角膜接触镜便可痊愈;严重者停戴角膜接触镜的同时适当使用抗生素眼水或药膏以防止继发感染。还需寻找造成角膜擦伤的原因,如因镜片破损或硬性沉淀物引起的需更换镜片,如因护理不当引起的需教会配戴者正确的护理方法。

二、角膜微凹

1.原因　硬性角膜接触镜在配戴时,空气进入镜片下方并被分为大量的小气泡,小气泡被镜片压在角膜上留下圆形的微凹,多见于配适较陡的硬性角膜接触镜和角膜塑形镜。

2.表现　角膜荧光素染色后可见角膜表面散在的圆形荧光素染色点,裂隙灯显微镜高倍率观察可见染色点中央为荧光素积聚,边界清晰,立体感强。

3.处理方法　停戴硬性角膜接触镜 1~2 d,微凹即可消失。配适偏陡的镜片需重新更换配适较平坦的镜片。

三、角膜上皮缺损

(一)原因
角膜上皮缺损的原因包括机械性、暴露性、化学毒性、过敏性(图7-5)。

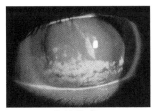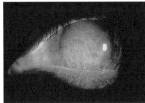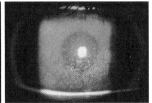

大片染色　　　　　　弥漫染色　　　　　　点状染色

图7-5　荧光染色后裂隙灯下观察到的不同程度的角膜损伤

1.机械性　镜片破损、镜片抛光粗糙、镜片配适过陡、镜片偏位、镜片下异物、镜片后表面沉着物以及护理不当时对角膜的损伤。

2.暴露性　主要是由于各种原因引起角膜的不充分湿润,长时间暴露而引起角膜干燥,导致角膜上皮细胞的损害,荧光素染色表现为阳性。

软性接触镜配戴者当镜片偏上位,瞬目又不够频繁时,角膜下方有一弧形的暴露区始终不能被泪液湿润,造成角膜上皮的点染,称为"微笑着染"。也可表现为角膜中央的少量点染,一般多见于配戴过薄的高含水量的镜片。

硬性角膜接触镜配戴者出现暴露性角膜炎多表现为典型的 3 点及 9 点角膜染色,角膜 3 点钟和 9 点钟的位置出现较集中的着色,甚至涉及结膜,主要原因是不完全瞬目或瞬目不频繁。加上镜片突起的边缘使得角膜不能很好地与眼睑接触,从而导致 3 点与 9 点位置的角膜不能被完全湿润。另外顺规散光的角膜水平方向上曲率较平坦,配戴球性 RGP 镜片时 3 点与 9 点钟位置上镜片对角膜的压力最大,随着镜片的活动,压力大的位置也容易造成角膜上皮的损害。

3. 化学毒性 最常见的化学毒性损伤是由护理液的毒性反应引起的。护理液成分中的防腐剂和一些表面活性成分达到一定的浓度就可能对角膜上皮造成损伤。一些护理液中防腐剂的浓度已快接近会损害眼表的阈值。如双氯苯双胍己烷(洗必泰)等防腐剂成分可以与沉淀在镜片上的蛋白质结合,聚集浓度达到一定程度时会导致角膜的化学毒性损伤。过氧化氢(双氧水)护理液如果未中和完全,进入眼内也可造成严重的毒性反应。很多硬性接触镜的护理液都不能直接滴眼,如果配戴软镜者使用硬镜的护理液,除了护理液成分会损害镜片外,很容易引起角膜的毒性损害。

4. 过敏性损伤 护理液中相关的一些成分被证实会引起角膜的过敏反应,如苯扎氯胺(洁尔灭)、硫柳汞和双氯苯双胍己烷(洗必泰),这些变应原(又称过敏原)对角膜的过敏反应可以为迟缓或即发的形式。因此,这类成分正逐渐被废弃,而一些无毒性和非过敏性的成分如双胍类和含氯成分的护理系列逐渐在护理液中运用较多。

(二)临床表现

1. 体征 主要表现为荧光素染色阳性,裂隙灯显微镜下可观察到不同位置、不同范围、不同深度和不同大小的角膜染色。角膜的染色可伴随球结膜充血和水肿,角膜缘血管充血。①点状染色:角膜表浅、散在的小点。②点刻状染色:浓厚的点状染色。③表浅点状角膜弥散染色:角膜表面大范围密集排列的点状染色,呈现一种弥散状的外观。

2. 症状 角膜染色的严重程度并不与眼睛症状的严重程度一致。如全角膜弥漫性的染色,也可以没有任何自觉症状,而 RGP 镜片配戴时由于镜片下异物引起的小划痕染色,自觉症状反而很厉害,有明显的疼痛感。除了角膜中央严重的角膜染色会影响视力,一般角膜染色对视力的影响都不大。

3. 分级 0 级,染色阴性;1 级,微染色,染色较表浅,针尖样大小,数量少于 10 点,局部有点刻样染色;2 级,轻度染色,针点样染色和点刻样染色,局部范围或弥漫性;3 级,中度染色,大量的点刻样染色,较多范围出现聚集和融合;4 级,重度染色,全角膜弥漫性点刻样染色,可为大量融合,甚至出现全层上皮脱失。

4. 处理方法 最主要的是去除病因,角膜上皮的恢复能力是很强的,一般不超过 2 级的角膜染色停戴后少则数小时、多则一天即可恢复。异物引起的角膜划痕 24 h 后也可以完全康复,一些严重的角膜染色(3 级或 4 级)需要更长的时间恢复,一般停戴后 4 d 或 5 d 角膜才恢复。

(1)机械性损伤处理:防止沙尘等异物进入眼睛,当环境有较多沙尘时可以适当配戴挡风镜。如果是镜片的破损、抛光不良或镜片下较硬的沉淀物引起的角膜损伤,需要及时给予抛光或更换新的镜片。

（2）暴露性损伤处理：软性角膜接触镜配戴者出现的暴露性角膜炎常见于偏上位的较薄、高含水量的镜片，一般需要更换不同参数的镜片，使得镜片中心定位更好，必要时可更换为低含水量、较厚的镜片。硬性角膜接触镜配戴者，可采用更大活动度设计的镜片（通常是更小直径、更松的镜片）；瞬目练习，应用润滑眼剂；改用软性角膜接触镜。

（3）代谢性损伤处理：因上皮缺氧和高碳酸状态所致的角膜染色可通过缓和代谢压力来减轻。一般而言，可供选择的治疗方式包括：改用高透气镜片；减少配戴时间；或由长戴方式改为日戴方式。

（4）化学毒性损伤处理：最佳的处理方法是，更换一种对患者无毒性作用的护理液。对使用过氧化氢护理液引起角膜灼伤的患者，应予以使用指导，或使用其他不同配方的护理液。

（5）过敏性损伤处理：治疗过敏性角膜染色的方法与上述治疗毒性染色相似。更换无过敏性护理液；频繁更换型镜片；选择不同聚合物材料的镜片。有遗传性过敏症的患者，最好选择日戴抛弃型的接触镜，以避免与护理液成分接触。

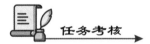

思考题

1. 如何处理角膜擦伤？

2. 如何处理角膜上皮缺损？

任务四　缺氧引起的眼部并发症

【学习目标】

①掌握角膜水肿、角膜新生血管、角膜内皮变化的原因及临床表现。②掌握角膜水肿、角膜新生血管、角膜内皮变化的处理方法。③熟悉角膜上皮的微泡和微囊及角膜基质皱折和条纹的原因、临床表现、处理方法。

一、角膜上皮的微泡和微囊

1. 原因　角膜上皮微泡和微囊的出现被认为是缺氧或高碳酸状态引起的改变。不同戴镜方式微泡和微囊的发生率以及个数不同：长戴型较日戴型更易发生；戴镜时间越长，微囊出现的个数越多，而且所戴的镜片透氧性越低，微泡和微囊发生的概率越大，程度越严重。

配戴角膜接触镜后角膜处于缺氧状态,有氧代谢受到影响,能量代谢使得内皮细胞的泵功能下降。内皮细胞不能把角膜过多的水分泵出,在角膜上皮中,过多的水分积聚形成微泡。微囊是一些分化不全或坏死的基底细胞,集聚成团块,在上皮深层出现时一般很难发现,随着上皮向前方的生长,微囊也逐渐移行到上皮的浅层,甚至在上皮表面破溃,表现为针尖样着染。

2. 临床表现

(1)一般患者无明显的主观症状,可以合并有其他的不适症状或抱怨镜片配戴时间减少,一般也不造成视力的下降。

(2)用裂隙灯间接投射观察,可以在投射的明暗交界区域发现一些散在的病灶,微泡较大,圆而边界清晰,微囊表现为反光明亮的实质性团块,可被荧光素染色。

(3)微囊的位置多在角膜中央和环中央区,微囊呈一致的圆或卵圆形状,将裂隙灯的光带变窄。从一侧逐步观察到另一侧,可以观察评估全角膜上的微囊和微泡的数量,表浅的微囊破溃后可被荧光素染色。

(4)上皮的微泡、微囊和角膜的纱幕状微凹在裂隙灯显微镜下观察容易混淆,需仔细辨别。角膜的纱幕状微凹一般多见于硬镜的配戴者,为充满泪液的上皮小凹,荧光染色阳性,大而圆滑,一般聚集在同一个区域,多相等大小。

(5)微泡和微囊可以用裂隙灯"反转照明"和"非反转照明"的现象来区别。"反转照明"表现出被照射物会聚折射的效果,表明为高于周围角膜上皮的屈光折射率的物质,提示为"微囊",而"非反转照明"则显示对光线发散折射的效果,提示为屈光折射率低于周围角膜上皮的物质,即为水肿液组成的微泡。

3. 处理方法 ①换戴较高 Dk/L 值的镜片可减少微囊个数。②若为过夜配戴者,通过减少夜戴的次数,也可以减少微囊个数。③长戴型配戴者改为日戴,可减少微囊个数。④由软性接触镜改为配戴硬性接触镜。⑤更换有缺陷的或配适不佳的镜片,一旦镜片有一定的缺陷容易导致角膜的机械性损伤,导致微囊的产生。

配戴同样 Dk/L 值的硬性接触镜比软性接触镜产生的微囊个数要少,原因是:①硬性接触镜的活动度较大,瞬目时眼睑有一张一弛的力量传给镜片,使镜片产生泪液泵的作用。泪液泵使镜片外面富含氧气的泪液和镜片下的泪液交换,使角膜获氧量提高,而软性接触镜产生不了泪液泵的效果。②一般硬性接触镜的直径比角膜的直径要小,而软性接触镜的直径比角膜大,这意味着硬性接触镜配戴时有更多的角膜直接和空气接触,再加上硬性接触镜的活动度较大,镜片活动中有更多的角膜间隔时间直接接触空气,使得角膜更多地获得氧气。

二、角膜水肿

1. 原因 角膜水肿主要是角膜基质层的水肿增厚,角膜从组织结构上分为五层,基质层厚度占全角膜的84%,基质层最容易吸收水分而肿胀(图7-6)。

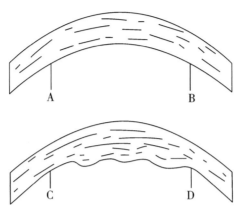

图7-6 基质层吸收水分后肿胀示意

配戴接触镜后导致角膜水肿的可能因素有缺氧、二氧化碳堆积(高碳酸症)、温度变化、机械性作用、渗透压下降、炎症和湿度上升。角膜内皮层是保持角膜水平衡的关键,角膜内皮层具有 Na^+–K^+–ATP 酶的"泵"功能,不断地把基质层多余的水分泵入前房,保持基质层的水分维持稳定。一旦内皮泵功能失常,泵出到前房的水减少,甚至有多余的水进入基质层,基质层就明显地增厚,角膜的总厚度也就相应地增加了。

另一个水积聚的原因是缺氧引起的氧代谢方式的改变,配戴接触镜降低了角膜获得的氧气量,角膜出现了缺氧的状态,氧代谢途径改为无氧呼吸。乳酸氧化途径产生较多的乳酸,当乳酸聚集量增加时,便向角膜基质层蔓延,基质层中乳酸浓度的增加使渗透压增加,水分便沿着渗透压顺差进入基质直至达到渗透压平衡。当由渗透压差而流入基质的水量超过了内皮泵出的水量时,角膜就出现了水肿。

2.临床表现　水肿除了表现为角膜基质的增厚外,裂隙灯显微镜检查可以发现角膜基质层呈薄雾状,弥漫性的乳白色小颗粒样表现。当基质层丧失了透明性时,水肿程度至少达到15%。

3.处理方法　缺氧是角膜接触镜引起角膜水肿的主要因素,临床上只要是提高角膜获得氧气、解除或减缓缺氧状态的方法,都可以达到减少水肿的目的。由于配戴硬性角膜接触镜和软性角膜接触镜时角膜的摄氧途径不尽相同,解除缺氧和提高角膜获氧量的方法也有所不同。

(1)减轻硬性角膜接触镜配戴所致的缺氧状态

1)提高材料的透氧性(Dk 值):硬镜的透氧性能和材料的特性有关,高 Dk 值的硬镜材料可使角膜获得更多的氧气,但是提高 Dk 值的同时需考虑 Dk 值提高后其他接触镜材料的理化性能的改变,特别是材料的稳定性、湿润性、抗沉淀性等理化性能有可能会下降。

2)减少镜片的厚度:氧传导性能(Dk/L)是角膜获得氧气量的关键,同样材料的镜片做得越薄,则氧传导性能(Dk/L)越高,角膜获得氧气量就越多。但是厚度减少后镜片的稳定性受一定的影响,护理时容易出现破损,同时镜片变薄后顺应性增加,矫正散光的能力下降。

3)基弧变平坦:在配适情况允许的情况下稍稍将基弧变平坦,这样可以使镜片在角膜上的活动度增加,促进镜片下面的泪液和镜片外边的富含氧气的泪液进行交换,从而使角膜获得更充分的氧气。

4)改变镜片边缘的设计:镜片边缘的设计是镜片边缘处泪液交换的关键,一定程度的镜片边缘翘起有利于泪液间的交换,但过高的边缘翘起会使镜片配戴的舒适度降低。

5)减少镜片的直径:小直径的镜片能使更多的角膜直接暴露在空气中,再加上镜片的活动度,有更大面积的角膜可从空气中直接获得氧气。

6)在镜片上打孔:早期认为在 PMMA 硬性接触镜上打孔是一种提高角膜获氧量的好办法,镜片上的孔位置应尽量远离镜片的光学区。但是事实证明,镜片的打孔会带来一系列不利的影响,特别是孔洞中容易积聚沉淀物,而且孔洞不容易清洗,目前在镜片制作上不常用。

(2)减轻软性角膜接触镜所致的缺氧状态

1)提高材料的透氧性:软镜的材料多为水凝胶材料,镜片的透氧性和镜片的含水量呈正相关,提高 Dk 值实质上是提高镜片的含水量,缺氧状态严重时可选择高含水量的镜片。但高含水量的软镜成型性差,不能做得很薄,会影响角膜的获氧量。另外高含水量的镜片配戴时泪液的蒸发比较多,容易加剧眼的干燥症状。

2)减少镜片的厚度:减少镜片厚度可以提高镜片氧传导性,但薄镜片的成型性差,制作困难,特别是高含水量的镜片材料不可能做得很薄。

3)基弧变平坦:由于软镜的活动度本身就不大,镜片下面的泪液和外界泪液的交换也不多,基弧变平坦后泪液交换的效果也未得到确切的证实。从角膜代谢的角度来看,平坦的镜片基弧可使镜片下面的一些上皮细胞的脱屑等代谢产物能更容易地排出,这样角膜的代谢压力得到了缓解,一定程度上可减少水肿的发生。

4)减小镜片的直径:减小镜片的直径可使镜片有较好的活动度,能提供给角膜更充分的氧气。

(3)减轻角膜水肿的其他方法

1)改变配戴方式:改长戴型为日戴型接触镜,由于夜间睡眠时角膜本身就处于低度缺氧的状态,眼睑闭合后明显降低了角膜的供氧,因而避免过夜配戴可以有效减少角膜水肿的发生,对于可以安全夜戴的镜片材料也有严格的限制。改软性接触镜为硬性接触镜,硬性接触镜有更高的材料透氧性,并且由于瞬目引起的泪液泵作用,同样 Dk/L 值的硬性接触镜比软性接触镜能使角膜获得更多的氧气。

2)减少戴镜时间:减少每天戴镜时间能有效降低角膜水肿发生的程度和持续时间,有更多时间让角膜的水肿状态得以缓解。

3)减少使用抗炎药物:药物治疗对缓和接触镜所致的角膜水肿的效果无确切的依据,因此角膜水肿时避免常规使用非甾体类抗炎药物。

4)停止戴镜:当发生急性角膜水肿尤其是伴有其他病理改变时,需停戴角膜接触镜。等角膜水肿缺氧症状改善后,再考虑重新戴镜或更换其他类型的镜片或更换配戴的方式。

三、角膜基质皱折和条纹

1.原因　缺氧引起角膜基质层的水肿,水肿常先发生于角膜的基质后层,水肿液使基质后层的胶原板层的正常排列次序出现紊乱,表现为层次上叠加的紊乱,这些板层叠加后对光的反射增强,裂隙灯显微镜下观察表现为条纹,角膜基质后层的弯曲变形表现为皱折(图7-7)。

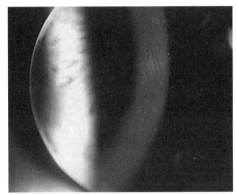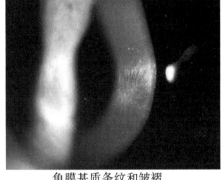

角膜基质条纹　　　　　　　　　　角膜基质条纹和皱褶

图7-7　角膜基质条纹和皱褶

2.临床表现

(1)条纹:采用裂隙灯显微镜直接对焦照明观察法时,可以在角膜基质后层看到白色、细长的垂直走向的条纹。用后部照明观察法时,在瞳孔区眼底反光的背景下,条纹呈黑线。只有在角膜水肿达5%时才可看到条纹。当水肿程度增加时,条纹就变得颜色更灰,形状更粗,数量也会增加,一般条纹不影响视力。

(2)皱折:皱折在靠近角膜内皮层可见,当水肿达8%以上时,裂隙灯显微镜镜面反光照明观察法可看到皱折呈槽沟状或抬高的脊状,形状扭曲。随着水肿程度的增加,皱折数量也会增加,一般也不影响视力。

3.处理方法　解除角膜的缺氧状态,具体处理方法同角膜水肿的处理。

四、角膜新生血管

1.原因　各种原因导致毛细血管形成并伸入本来无血管的角膜透明区域,这些伸入角膜区域的毛细血管称为角膜新生血管(图7-8、图7-9)。

睫状前动脉在眼直肌的肌腱处分支成巩膜上支,前行到角膜缘组成角膜缘血管网。角膜缘血管网的血管并不伸入角膜透明区,但缺氧可导致组织新生血管化,新生血管伸入角膜的透明区。

配戴接触镜可使角膜处于缺氧状态,缺氧使角膜的乳酸出现堆积,而乳酸亦可诱使新生血管的生成。配适过紧的软性接触镜紧紧压迫球结膜,限制了静脉的回流,使乳酸在角膜周边处堆积。临床上发现新生血管化之前多发生一定程度的角膜水肿,角膜基质的水肿使原来排列致密的板层间隙变得疏松,基质胶原纤维出现崩溃,从而降低了角膜的物理屏障作用,为血管的伸入提供了条件。

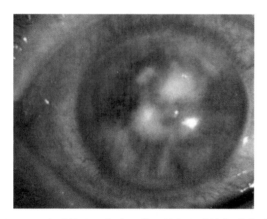
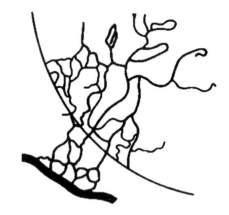

图 7-8 角膜缘明显新生血管及缺氧所致的角膜水肿　图 7-9 角膜新生血管示意

缺氧和镜片的物理刺激作用使得角膜内部血管活性物质增多,血管生长因子使角膜缘血管持续性扩张,血管细胞索条伸入角膜,并在索条内出现空腔,血细胞灌入后成为新生血管。

2. 临床表现　在裂隙灯显微镜下可以看到分支状血管从角膜边缘伸入角膜的透明区,新生血管与角膜缘拱环血管网是相连的,一些闭合的新生血管为灰白色的树枝状血管翳。偶尔有局部的角膜内血管出血,表现为角膜基质内弥漫性的出血,出血吸收后留下白色的云翳。根据临床表现将角膜新生血管分级如下。

0 级:无新生血管,一般超过角膜缘 0.2 mm 以上的才称为新生血管。

1 级:超过角膜缘 0.2 mm 的表浅新生血管,长度在正常范围内,不同的镜片和配戴方式正常范围不一样,日戴硬性接触镜为 0.4 mm,日戴软性接触镜为 0.6 mm,长戴软性接触镜的为 1.4 mm 以内。

2 级:超过正常范围的表浅新生血管。

3 级:表浅的新生血管超过正常范围较多,甚至快接近瞳孔缘区域。

4 级:广泛的表浅新生血管,血管的长度已伸入瞳孔区域。

3. 处理方法　主要是避免出现角膜缺氧和减少角膜缺氧的程度。

(1)选择高透氧性能的镜片,需配戴软镜者选择高含水量的镜片。当配戴软镜出现较严重的新生血管时,可以改戴更高透氧性的硬性接触镜。

(2)更换镜片的配戴方式,可考虑长戴型改为日戴型,改用更换频率更快的抛弃型镜片,如原两周更换的改为一周更换或日抛型镜片。

(3)停戴镜片,特别是新生血管合并一定程度的角膜炎和角膜局灶性病变,停戴镜片能有效缓解缺氧状态,3 级或 4 级角膜新生血管提示对视力有严重损害,需立即给予停戴,停戴后新生血管在 2 ~ 8 周会自行排空闭合血管腔,新生血管闭合后如再受到缺氧和物理刺激因素仍会使得闭合的血管再充盈。

(4)改善接触镜的设计来减少缺氧,镜片的设计要有最低的机械损伤和良好活动度。

（5）避免使用有角膜毒性和过敏性反应的护理系统。

（6）一些药物可以控制或减少角膜新生血管，如一些非皮质激素类抗炎制剂，局部使用皮质类激素可以防止新生血管伸入角膜。

（7）定期随访检查是必要的。

（8）一些确实严重的病例，可以进行手术治疗，包括双极电流电解法、透热疗法、激光或微热灼法阻断血管，最严重的后果则是需要进行角膜移植术。

五、角膜内皮变化

1. 原因 角膜内皮细胞形态和生理的改变是由于配戴接触镜改变了内皮细胞的生理环境，特别是内皮细胞生理环境的 pH 降低。pH 下降的原因是配戴角膜接触镜后缺氧引起二氧化碳滞留而导致的碳酸增加，并且缺氧使乳酸堆积。这些都改变了内皮细胞膜的通透性和影响了内皮泵的功能，最终导致水过多渗入到内皮细胞，从而引起内皮细胞水肿，裂隙灯显微镜观察到角膜内皮细胞"水泡样"改变。

2. 临床表现

（1）局限性内皮细胞水肿：用裂隙灯显微镜镜面反光照明法可以观察到内皮水泡，表现为在内皮层密集排列的细胞群中出现一些黑色无反光区，看起来像内皮细胞的缺如而留下黑洞。内皮水泡具有明显的临床体征，但它一般不伴任何症状。

（2）内皮细胞多形化：用裂隙灯显微镜镜面反光照明法观察的内皮细胞，可以发现一些细胞不再是等六边形的形状，而是表现为多形化。

3. 处理方法 只要是能改善角膜缺氧的处理都有助于防止角膜内皮出现细胞水肿和细胞多形化。具体减缓角膜接触镜所致角膜缺氧和高碳酸状态的方法如下：①改换更高透氧性的角膜接触镜材料。②减少镜片厚度。③避免睡眠时戴镜。④改长戴方式为日戴。⑤适当减少戴镜时间。⑥改配戴软性角膜接触为硬性角膜接触镜。

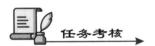

思考题

1. 眼部缺氧会有哪些影响？如何预防及处理眼部缺氧？

2. 如何处理角膜水肿？

任务五 眼干燥症

【学习目标】

①掌握眼干燥症的临床表现。②掌握眼干燥症的处理办法。

眼干燥症是指任何原因引起的泪液质和量异常或动力学异常,导致泪膜不稳定,并伴有眼部不适,引起眼表病变为特征的多种病症的总称。20%~30%的软性角膜接触镜配戴者会发生眼干燥症,高危人群有配戴薄的、高含水量的、长戴型软镜配戴者;在干燥环境中工作的软镜配戴者;镜片蛋白沉积严重的配戴者。配戴角膜接触镜相关的干眼属于泪液动力学异常所致。当软镜配戴者睁开眼睛时,与空气直接接触的镜片发生脱水,脱水后的镜片从镜后泪膜中吸取水分,并引起泪液生理的改变,最终导致角膜相应部位的干燥。

一、临床表现和诊断

眼干燥症最常见的症状是眼部干涩和异物感,其他症状有烧灼感、痒感、畏光、眼红、视物模糊、易视疲劳、黏丝状分泌物等。注意仔细询问病史,寻找诱因,对于严重的眼干燥症,应询问是否伴有口干、关节痛。

目前没有眼干燥症的统一诊断标准,一般根据 4 个方面:①症状;②泪液分泌不足和泪膜不稳定;③眼表上皮细胞的损害;④泪液的渗透压增加,可以对大多数干眼患者作出诊断。怀疑眼干燥症者,需行 Schirmer 试验、泪膜破裂时间(tear break-time,BUT)、泪河线高度、角膜荧光素染色(fluorescien,fl)、虎红(rose bengal)或丽丝胺绿(lissamine green)染色、泪液渗透压等检查。与角膜接触镜配戴相关的眼干燥症的主要体征为角膜中央下方的针点状染色。

二、处理

眼干燥症的处理方法包括消除诱因、泪液成分替代治疗(人工泪液)、保存泪液(如泪点栓塞术)、瞬目训练、物理治疗(如热敷)等。

1. 人工泪液　是治疗眼干燥症最重要的方法,但缺点是维持时间短、人工泪液中的防腐剂对角膜上皮有影响,所以一般不推荐给戴软镜的眼干燥症患者使用。

2. 改变接触镜的材料和设计　适当改变接触镜的材料和镜片设计,有时会缓解眼干燥症的症状。使用抛弃型特别是日抛型角膜接触镜对眼干燥症患者有帮助,软性角膜接触镜中厚的、中等含水量的软镜比薄镜片好。RGP 镜片不会从泪膜中吸取水分,对于眼干燥症患者也很有效。

3. 改善环境状态　低湿度、低气压、空气污染等会使镜片更易脱水,产生眼干燥症。增加室内的湿度,可有效地缓解眼干燥症;在室外配戴太阳眼镜或者潜水镜,会降低眼干燥症患者的不适程度。

4. 根据情况选择不同镜片　如果是轻度眼干燥症,应当避免配戴长戴型的镜片以及高含水量、高硅胶成分的镜片,建议选择日戴型抛弃型镜片;对于可以配戴角膜接触镜的此类患者,RGP 镜片是相对理想的选择;如果是严重眼干燥症,则应禁止配戴角膜接触镜。

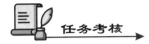

思考题

什么是眼干燥症？眼干燥症应该如何预防和治疗？

任务六 巨乳头性结膜炎

【学习目标】

①掌握巨乳头性结膜炎的症状和特征。②掌握巨乳头性结膜炎的处理办法。③了解巨乳头性结膜炎的病理特征。

巨乳头性结膜炎(giant papillary conjunctivitis,GPC)是角膜接触镜配戴者中最常见的并发症之一,曾被称为接触镜综合征。该病于1974年首次报道,开始认为其的发生与软镜配戴有关,后来发现其他原因如配戴 RGP 镜片、义眼、术后缝线暴露、角膜异物等也能引起该病的发生(图7-10)。

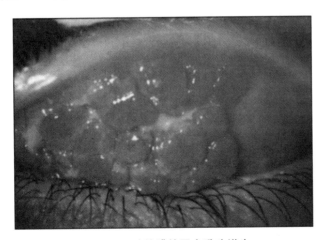

图7-10 睑结膜的巨大乳头增生

一、病因和病理

接触镜配戴者发生的巨乳头性结膜炎与镜片沉淀膜、机械性损伤等有关。角膜接触镜配戴后在镜片上都会形成一层复合的沉淀物膜,并逐渐加重,无法清洁。沉淀物来自泪液和护理液,细菌也与沉淀物有关;镜片的含水量越高,镜片沉淀物的形成就越多越快。

巨乳头性结膜炎的病理表现为覆盖在乳头上的结膜上皮增厚,不规则地陷向基质,乳头间陷窝,黏液分泌因子增生肥大,细胞大小不一,绒毛扁平粗糙。

二、症状和特征

主诉为镜片异物感、烧灼感、镜片移动度增大、黏液性分泌物增多、痒感,刚刚摘去镜片时痒感加重,可发现镜片沉淀膜。检查发现上睑结膜有炎症反应和直径大于 1 mm 的乳头。

临床上将上睑结膜分为三个等面积区域(图 7-11),便于临床定位、定级,记录乳头的位置、大小和数量。微小乳头直径小于 0.3 mm,大约 80% 的正常人中有微小乳头;乳头增大是指直径在 0.3 ~ 1.0 mm,小于 1% 的正常人有大乳头;巨乳头是指乳头直径大于 1 mm 者,正常人中不会产生。注意:在连接区域,如沿着翻转上睑的边缘、睑板的鼻侧和颞侧经常有乳头增生反应,这不属于病理状态。

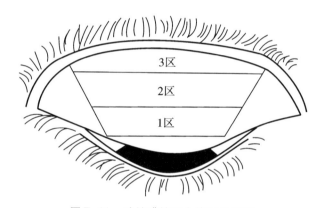

图 7-11　睑结膜的三个等面积区域

巨乳头性结膜炎分为以下四期。第一期:也称临床前期,晨起时内眦部有黏性分泌物,有时有轻微的痒感。检查发现上睑结膜轻度充血。第二期:该期的特点是黏液增多,痒感明显,轻度的视力模糊,一般在戴镜几小时后出现症状,镜片配戴时间缩短。裂隙灯显微镜检查发现上睑结膜轻度充血、结膜增厚,乳头稍增大,有时几个乳头合并。滴 1% 荧光素后用钴蓝光照明更易发现这些改变。第三期:该期的症状非常明显,痒感明显增加,黏液较第二期明显增多,可发现镜片沉淀膜,镜片移动过度,视力波动和模糊,镜片配戴时间明显缩短。检查发现上睑结膜明显充血和增厚,上睑结膜乳头增多增大,乳头顶部苍白,染色明显。第四期:患者无法耐受镜片,镜片上覆盖一层沉淀膜,镜片移动度很大且偏心,视力下降,黏液分泌量很多,晨起时上下眼睑可能被黏住。检查发现睑结膜严重充血,上睑结膜乳头很大,乳头顶部扁平。

三、预防

巨乳头性结膜炎的发生与角膜接触镜的戴用状态、镜片沉淀膜及配戴者的体质等有关。因此,验配前应了解配戴者有无过敏性疾病史,指导其做好镜片的清洁护理,定期使用去蛋白酶片。

四、处理和治疗

治疗原则是降低镜片的抗原负载、减轻结膜损伤、抑制免疫反应。根据病状的程度进行以下不同的处理。

1. 黏液分泌物轻度增加、轻度痒感、少量乳头增生,且乳头直径在 1 mm 左右的配戴者,首先令其认真清洗镜片。日戴时应每日清洁镜片,长时间连续配戴时至少每周两次使用去蛋白酶片,除掉镜片上的附着物,使用抗过敏眼液。

2. 自觉症状增强,乳头数目增多的配戴者,应中止戴镜,使用抗过敏滴眼液。如果摘镜后行动不方便,可使用抛弃型镜片,最好换用 RGP 镜片,并用抗过敏滴眼液治疗。

3. 乳头的直径大于 1 mm,数目明显增多,自觉症状明显加重的第四期配戴者,中止戴镜后,用抗过敏和低浓度皮质类固激素滴眼液交替滴眼。重戴镜片前应确认角膜点状染色消褪,睑结膜乳头顶部染色消失,可换用抛弃型镜片或 RGP 镜片。

通过改变镜片的类型如材料和设计、使用抛弃型或频繁更换型镜片(日戴),绝大多数巨乳头性结膜炎患者能够继续戴镜。

知识链接

滤泡性结膜炎,病因不明确,多见于有腺体增生的儿童和青壮年具有淋巴体质的人,对于这种体质的人即使是轻微的刺激也很容易引起滤泡的形成。其他因素包括营养缺乏,外界环境不良如气候干燥、空气污染以及眼局部的刺激等。配戴接触镜也可成为一种外在刺激,特别是护理清洁不足和镜片污染等均可能诱发淋巴细胞增生,结膜滤泡形成。

急性感染性结膜炎,在春夏季节发生率较高,常因镜片或护理液污染,戴接触镜游泳,摘取与配戴镜片时洗手操作不干净,试戴镜片消毒不彻底等可引起接触镜配戴者交叉感染,导致急性感染性结膜炎。在大多数情况下,不属接触镜诱发。病原体可为细菌性或病毒性,由肺炎球菌、葡萄球菌、流感嗜血杆菌等引起的为急性卡他性结膜炎。由病毒感染引起的为急性出血性结膜炎。

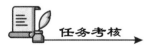
任务考核

思考题

什么是巨乳头性结膜炎? 如何预防及治疗巨乳头性结膜炎?

任务七 其他炎症及感染

【学习目标】
①掌握棘阿米巴角膜炎的症状和特征。②熟悉棘阿米巴角膜炎的处理方法。③熟悉上角膜缘角结膜炎、非感染性浸润性角膜炎的症状和特征。

一、上角膜缘角结膜炎

上角膜缘角结膜炎(superior limbus keratoconjunctivitis,SLK)也称为镜片有关上方角膜缘角结膜炎、血管性角巩膜缘角膜炎。

1.病因病理 镜片的机械摩擦、护理液防腐剂毒性等导致上方角膜缘血管扩张,通透性增强,炎症细胞和增生的上皮构成炎性结节。有人认为 SLK 与镜片的变性与蛋白质沉淀物有关,系迟发性超敏反应。

2.体征和症状 上方局限性结膜充血和皱褶,上方角膜缘可见 3~5 粒圆形灰白色小结节,结节破溃后荧光素染色阳性,病灶区角膜深层浸润伴新生血管(图 7-12),愈合后留下上皮下白色薄翳。患者镜片感增加、眼痒、烧灼感、畏光、有少许分泌物。

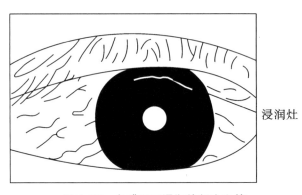

浸润灶

图 7-12 角膜深层浸润伴新生血管

3.处理方法 停戴镜片至角膜荧光素染色转阴,基质浸润吸收。使用抗生素滴眼液,角膜荧光素染色阴性后可用少量皮质类固醇眼液。改变镜片设计和配适,最好配戴 RGP 镜片。

二、非感染性浸润性角膜炎

1.病因病理 非感染性浸润性角膜炎(contact lens - induced serile infiltrative keratitis,CL-SIK)的角膜浸润主要由炎性细胞组成,也包括细菌的内毒素和自角膜缘血管来的蛋白质。病变区为多形核白细胞浸润。

（1）细菌污染：CL-SIK没有直接感染细菌，但细菌间接地通过其毒素和酶的产物启动组织的免疫系统，从而发生炎症反应。

（2）闭眼状态和缺氧：眼睑闭合时，镜片下的氧含量较低。在长戴型接触镜的配戴人群中，具有高的CL-SIK发生率，提示眼睑闭合时的眼内环境可能具有高致病性。

（3）接触镜片紧束：镜片后表面的有机物残骸或侵入的细菌被持久地紧附于角膜表面的某一固定位置。

（4）镜片沉着物：接触镜表面的蛋白质、脂质、钙等起到了趋化组织抗体的抗原作用，从而启动炎症反应。

（5）机械性损伤：破损的镜片边缘擦伤角膜上皮，损伤的上皮释放出酶，并对来自角膜缘毛细血管的炎症细胞具刺激趋化作用。

（6）护理液毒性：角膜接触了护理液中有毒的防腐剂、化学缓冲剂、酶和螯合剂等引起。近角膜缘局灶或弥散性的角膜浸润是护理液毒性反应的典型体征。

2. 体征和症状　角膜缘带状、局灶雾状混浊，角膜浸润灶位于球结膜和角膜缘充血附近，浸润一般发生在上皮下及基质前1/2层，偶尔可见上皮间浸润。

（1）接触镜所致急性红眼是长戴型软性接触镜的一种急性并发症，曾称为"急性红眼反应"和"镜片紧束综合征"。轻者仅有"红眼"现象，重者伴有疼痛、流泪和畏光等眼部刺激征。体征有结膜和角膜缘充血，近角膜缘小的角膜浸润灶，少量或没有染色（图7-13）。

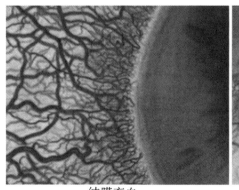
结膜充血

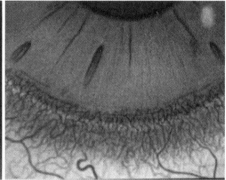
角膜缘充血

图7-13　结膜和角膜缘充血

（2）接触镜所致角膜周边溃疡，多见于水凝胶的软镜配戴者。结膜和角膜缘充血，角膜全层上皮损伤，角膜溃疡在周边，单个局限性前基质浸润。患者可有轻、中度的不适感或异物感，轻度畏光和流泪。角膜刮片培养为阴性。

3. 临床处理　CL-SIK患者的临床处理对策取决于患病的情况。

（1）一般建议：使用抛弃型或RGP镜片；接触镜（特别是长戴型）配戴者睡眠时摘除镜片；如果是镜片损害应更换镜片；取戴镜片前应彻底洗净双手，注意镜盒的护理；使用含新一代高相对分子质量防腐剂的护理液，或无防腐剂的双氧水护理液；当发生红眼和不适感时停戴接触镜,并就诊检查。

(2)处理方法:首先应停戴接触镜。以下情况需急诊处理:镜片摘除后仍严重眼痛、浸润区荧光素着色、严重前房闪辉、前房积脓、持续严重结膜充血或视力下降。

角膜刮片微生物培养对于鉴别是否为感染性浸润性角膜炎非常必要。在培养结果出来之前用广谱抗生素预防感染,培养结果阴性且上皮完整者可用激素滴眼液,前房有炎性反应可用散瞳剂预防虹膜后粘连。严重眼部不适一般摘除镜片后迅速缓解,畏光会持续几个小时,角膜浸润则将会持续几周或几个月。如果体征和症状在 3~4 d 仍未消退,甚至恶化,患者必须立即接受临床治疗。若治疗效果好,镜片应在浸润灶消退 75% 以上及其他所有体征和症状都消失时再予配戴。

4.预后 一般 CL-SIK 的治疗效果较好。浸润灶需 2 周消退,其他体征和症状通常在接触镜片摘除 48 h 内消退。

三、感染性浸润性角膜炎

感染性浸润性角膜炎(contact lens-induced microbial infiltrative keratitis,CL-MIK)由病原微生物(如细菌、病毒、真菌和棘阿米巴原虫等)直接感染角膜所致。其对角膜的破坏性大,常常致盲,所以 CL-MIK 是接触镜配戴最严重的并发症。

1.病因病理 CL-MIK 病例中最常见的致病性微生物是铜绿假单胞菌(革兰氏阴性菌)和棘阿米巴原虫。没有证据显示配戴角膜接触镜是角膜真菌感染的危险因素。

接触镜配戴可改变部分配戴者的眼部菌落。这部分人群包括使用化学消毒制剂者、老年配戴者、间断戴镜者。接触镜配戴还可削弱角膜防御感染的能力。

(1)铜绿假单胞菌:角膜上皮细胞完整时不会感染铜绿假单胞菌,因为健康角膜表面存在着泪膜黏液层、上皮细胞表面的多糖-蛋白质复合物和角膜上皮的紧密连接,这一自然保护层,能阻止铜绿假单胞菌黏附完整的角膜表面。

铜绿假单胞菌所产生的蛋白溶解酶和溃疡组织释放的胶原溶解酶对角膜板层极具溶解破坏作用,所以病情发展极快,常常来不及治疗就已波及整个角膜。

(2)棘阿米巴原虫:20 世纪 70 年代初期,世界上首次报告了棘阿米巴角膜炎的病例。棘阿米巴原虫广泛存在于自然界,在空气、泥土、水中,都可发现此微生物,在陈旧的镜片护理液或无防腐剂的生理盐水中常常查到。因多混合污染细菌,故以细菌为营养基础的棘阿米巴原虫容易生长。棘阿米巴原虫以活动的滋养体或休眠状态的包囊形态存在,对一般的抗生素、双氧水、化学消毒剂、干燥和寒冷的耐受能力很强,感染后不易控制。

棘阿米巴原虫在角膜上皮缺损时才发生感染,原虫的毒性反应及宿主对原虫的免疫反应使病灶区角膜浸润、坏死。伴有放射状角膜神经炎时,可导致眼痛。

2.体征和症状 CL-MIK 的伴随症状包括眼红、眼痛、视力下降、畏光、流泪、眼睑肿胀、分泌物增多。镜片摘除后,仍有持续或逐渐恶化的眼部不适。病变早期,角膜感染区附近睫状充血,角膜浸润主要局限在上皮。当疾病进展,基质混浊,角膜着染。

铜绿假单胞菌角膜炎进展快,破坏性大,伴有虹睫炎、前房闪辉、前房积脓。如果不及时治疗,几天后基质溶解,角膜穿孔。棘阿米巴角膜炎的病程发展一般不是很快。典型的体征包括角膜环形浸润、角膜着染、假树枝染色、局限或弥散的上皮和前基质浸润、放射状角膜神经炎、后期发生的角膜溃疡。

3.鉴别诊断 在疾病早期,CL-MIK 重点是与 CL-SIK 相鉴别。其关键区别在于体征和症状的严重程度。感染性角膜溃疡常伴中、高度的眼痛、分泌物多、畏光、浸润灶范围大、上皮损伤和前房反应。而非感染性角膜溃疡则为小的浸润灶、无分泌物、很少发生上皮损伤、无前房反应、疼痛和畏光轻。如果不能明确鉴别二者,应以感染性角膜炎的治疗原则处理。棘阿米巴角膜炎有时在临床体征上与单纯疱疹病毒性角膜炎相似。溃疡的形态及分布在疾病早期有助于鉴别,单纯疱疹病毒性角膜炎呈树枝状、地图状溃疡,而棘阿米巴角膜炎呈圆形溃疡。

4.临床处理

(1)一般建议:改长戴为日戴是一种安全的选择;在软性接触镜,建议配戴高含水量、薄的或硅-水凝胶镜片;RGP 镜片配戴者发生 CL-MIK 率最低,建议使用;减少角膜机械性创伤;因为棘阿米巴普遍生存在储备水里,护理镜片时避免使用储备水;应使用能有效对抗入侵微生物的护理系统;取戴镜片前应彻底洗净双手,注意镜盒的护理;若摘镜后眼部不适持续或加重,则须及时就医。

(2)治疗:角膜刮片微生物培养对于确定是否为感染性疾病以及鉴定感染的微生物非常必要。在培养结果出来之前,应先用广谱抗生素以防感染性角膜炎的可能,然后再根据培养结果选择敏感的抗生素,严重时抗生素通过静脉途径给药。其他治疗包括散瞳剂防止虹膜后粘连、非甾体类抗炎药减少炎症,限制浸润反应。在疾病早期,一般不使用糖皮质激素,因为该类药物抑制上皮的新陈代谢,阻碍上皮和其他组织的修复。在后期愈合阶段,角膜上皮完整后可酌情使用糖皮质激素。手术方法包括穿透性角膜移植和板层移植,适用于角膜大穿孔或未愈合的中央深层溃疡。

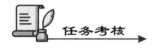

思考题

感染性浸润性角膜炎应该如何预防和处理?

参考文献

[1] 瞿小妹,刘文华. RGP 及角膜塑形镜取戴与护理指南[M]. 上海:复旦大学出版社,2020.
[2] 吕帆. 角膜塑形镜验配技术[M]. 北京:人民卫生出版社,2015.
[3] 谢培英. 角膜塑形镜验配技术(基础篇)[M]. 北京:人民卫生出版社,2014.
[4] 邱东荣,李兆春. 角膜塑形镜验配技术教程(活页版)[M]. 南京:南京大学出版社,2022.
[5] 谢培英. 角膜塑形镜验配技术(提高篇)[M]. 北京:人民卫生出版社,2018.
[6] 陈志. 角膜塑形镜验配经典案例解析[M]. 北京:人民卫生出版社,2021.
[7] 魏瑞华. 角膜塑形镜验配实用教程[M]. 北京:人民卫生出版社,2019.
[8] 谢培英,王海英. 接触镜验配技术[M]. 2 版. 北京:人民卫生出版社,2019.
[9] 谢培英. 软性接触镜新技术新进展[M]. 5 版. 北京:北京大学医学出版社,2020.
[10] 梅颖,唐志萍. 硬性角膜接触镜验配跟我学[M]. 2 版. 北京:人民卫生出版社,2018.
[11] 吕帆,谢培英,刘陇黔. 接触镜学[M]. 3 版. 北京:人民卫生出版社,2017.
[12] 吕帆. 接触镜学实训指导[M]. 2 版. 北京:人民卫生出版社,2019.
[13] 陈浩. 接触镜验配技术[M]. 2 版. 北京:高等教育出版社,2015.
[14] 郭金兰. 接触镜验配技术[M]. 2 版. 北京:人民卫生出版社,2022.
[15] 吕帆. 隐形眼镜与眼健康吕帆 2021 观点[M]. 北京:科学技术文献出版社,2021.
[16] 梅颖,唐志萍. 硬性角膜接触镜验配案例图解[M]. 北京:人民卫生出版社,2015.